年をとるほど賢くなる「脳」の習慣

The Secret Life of the GROWN-UP BRAIN

The Surprising Talents of the Middle-Aged Mind

バーバラ・ストローチ

池谷裕二——監修・解説

浅野義輝——訳

日本実業出版社

THE SECRET LIFE OF THE GROWN-UP BRAIN

by

Barbara Strauch

監修によせて

年をとることへのポジティブな期待と希望を喚起する本

脳研究者　池谷裕二

脳は経年劣化しない――。これが本書に込められた強いメッセージです。「中年脳は驚くほど能力があり、意外な才能がある」という、希望にあふれたプロローグの一文ではじまる本書は、読者を「充実した人生は中年にこそある」という結論へと誘います。

50代の先輩が、「年をとるのは案外といいものだよ」と述べていたのを、今でもよく覚えています。当時まだ20歳そこそこだった私は、その言葉を、「君は若くてうらやましいな」という嫉妬心、あるいは、「まだまだ未熟だな」という嫌味だろうと感じました。しかし、50歳を間近に迎えた今になって、その言葉に裏の含意などはなく、実直な発言だったことがよく理解できます。

「中年は人生で最も満たされ、そしてまた最も効率よく脳を使いこなすことができる、人

生でも特別な時期である」と、私自身の実感としても、そして脳研究者として科学的な根拠を提示しながらでも、躊躇なく主張することができます。

脳はじゃじゃ馬です。若者はまだこれを上手に乗りこなすことはできません。芸術家や工芸家が何十年という修行を経てようやく一人前として認められるように、脳も数十年にわたって毎日毎日、丹念に使い込むことによって、ようやくその癖をつかみ、巧みに活用できるようになります。

中年になってようやく脳の真価が遺憾なく発揮されることは、専門家にとっては当然のことでしたが、この自明な事実をはっきりと主張する一般書がこれまではありませんでした。むしろ、老化、老害、衰年、アンチエイジングなどの単語に表されるように、年をとることへの一抹の不安や恐怖が、世間には強固に定着しています。あるいは、成長期や老化期に比べて劇的な変化に乏しく、惰性だけで漫然とすぎゆく（ように見える）中年期は、人々の興味の対象になりにくかったのかもしれません。

こうした中で突然変異のように現れた本書は、懇切丁寧に読者の不安を取り除き、年をとることへのポジティブな期待と希望を喚起します。

著者のバーバラ・ストローチは、かつて10代の脳についての解説本を書いています。思春期に焦点を当てた本もまた珍しく、内容の充実ぶりもあって本国アメリカでは絶賛を浴びました。本書はその続編にあたります。著者自身が中年の真っただ中を生きる当事者であるということもあり、一層の熱意が込められた名著となっています。詳しくは本書をお読みいただくとして、ここでは別の観点から「中年の意義」を眺めてみましょう。

総務省統計局が発表した平成27年国勢調査データによれば、日本の総人口1億2710万人に対し、40歳〜68歳の中年は5097万人。じつに国民の42・4%が中年です。中年をすぎると、いよいよ老年期に入ります。ここ50年ほどで、医療の進歩により寿命が一気に伸びました。長寿化の傾向は今後もますます強まる見通しです。つまり、老年期は私たちが安易に想定するよりも、はるかに長期になることが予想されます。

現在、日本の平均寿命は男性80歳、女性87歳ですが、この数値には注意が必要です。80代の老人は、80年以上も昔に生まれた方です。当時の未熟な医療技術、そして不衛生な環境の中で生まれ育ち、中途には第二次世界戦争などの惨劇を経験した方が、今80歳まで生きているということです。「平均寿命」という統計値は、常に何十年も過去を参照した古いデータにすぎません。ぜひ、この点に留意してください。むしろ今、私たちが本当に知らなくてはならないことは、戦争や戦後の飢餓を経験していない現代の人々が、衛生的な環境と最先端の医療に後押しされ、いったい何歳まで生きるのかという点にあります。

カルフォルニア大学アーバイン校では、「ヒューマン・モータリティー・データベース」

で、寿命について緻密なシミュレーションを行なっています。その結果、2007年に生まれた日本人の半数は107歳まで生きると算出されています。目を疑いたくなるような数字ですが、22世紀の未来の医療技術に守られれば、ありえない話ではありません。となれば本書の読者も、相当数の方が100歳まで生きるのではないでしょうか。

つまり、**「老後をどうすごすか」**は、かつてないほど人生の重要な課題となっています。そして、老後の質を決定づける要因こそが、**「中年をどう鍛錬するか」**というすごし方になります。

老人は5つのタイプに大別されると、アメリカの心理学者スザンヌ・ライチャード博士は指摘します。

①円熟型……自らの老いを自覚しながらも、それによって活動意欲を低下させることがないタイプ。過去の自分を後悔することなく受け入れ、未来に対しても現実的な展望を持っている。スマホのような新しい技術も興味を持って使うことができる。

②依存型……受身的に、消極的に老いを受け入れるタイプ。後はみなにまかせて、自分はのんびりという具合に、他人に依存しながら「気楽な隠居」であること

を求める。スマホのような新しい技術も、それが便利なものであることが理解できれば使うことができる。

③装甲型……老いへの不安と恐怖から、トレーニングなどを積極的に行ない、若いときの生活水準を守ろうとするタイプ。スマホのような新しい技術も、使いこなせないと恥ずかしいという心理から、受け入れようと努力する。

④内罰型……過去の人生全体を失敗とみなし、その原因が自分にあると考え、愚痴と後悔を繰り返すタイプ。仕事に一生懸命だった反面、家族をかえりみず、現在は家族から相手にされない高齢者に多く、新しい技術にも適応しようとしない。

⑤外罰型……自分の過去のみならず、老化そのものも受け入れることができず、過去を失敗とみなし、その原因を自分ではなく、環境や他者のせいとして責任転嫁するタイプ。不平や不満が多く、周囲に対しても攻撃的にあたり散らす高齢者として他者から親切をされても、それをポジティブには受け入れられない。

ライチャード博士は、この内、タイプ①、②、③を適応型、タイプ④、⑤を非適応型としています。つまり、タイプ①、②、③の老人になるよう努力しなさいというわけです。

10代や20代の若者には、こうした類型化はほぼ見られません。ところが中年になってくると徐々にこの傾向が現れ、中年期が終わるころまでには、どのタイプに属することになるかが、おおよそ確定します。つまり、中年期をどうすごすかは、中年期そのものの充実度のみならず、老後の格差をも決定するというわけです。

結局のところ、人生の成否を決めるのは中年期だといっても過言ではありません。その意味で、本書は人生の指南書となるはずです。また、むやみにエイジングを悲観する人にとっては啓示的救済にもなるでしょう。

年をとることを恐れ、もがき、絶望するのか。あるいは逆に、中年ならではの優れた脳機能を、これまでの人生の経験を活かしながら、熟練工のように運用していくのか。それを決めるのは、読者1人ひとりの、ちょっとした心支度です。

年をとるほど賢くなる「脳」の習慣　目次

Part_01

「中年になると脳は衰える」というのはウソ

Part_ 02

本当はすごい「大人の脳」

Part_03

より健康な脳を作るための習慣

カバーデザイン　井上新八
本文デザイン・DTP　浅井寛子
カバー写真　©Peter Marlow/Magnum Photos/amanaimages

プロローグ

研究成果からわかってきた「中年脳」

「中年」になると起こる脳の変化

これまで人類の歴史の中で、「中年」が注目を浴びたことはほとんどありませんでした。誕生、青年期、老年期、そして死については多くの人々が考えてきましたが、中年は無視され続けてきました。青年、老年のような時期とは明らかに異なる特殊な時期とみなされることもなかったのです。

人類史のほとんどで「中年」が無視されてきたことには理由があります。人生は残酷で短く、これまで「中間」という時間はないと思われていたからです。

現状の先進国の平均寿命は、わずか1世紀前では47歳ほどだったのが、今では78歳ほどになったように、人間の寿命が大幅に延びるにつれて、よちよち歩きの子どもを追いかけなくてもよい時期と、狭い通路で車いすをコロコロ転がしていくにはまだ早い時期との間の、長い「中間」の時間が今の私たちにはあります。

そのような時代の移り変わりの中で、「中年」がやっとその意義を認められるようになりました。今、「中年」に関する本が書かれ、映画が作られ、研究が立ち上げられるようになっているのです。

このように最近になって注目されはじめているものの、中年についてある1点が未だに見すごされています。それは、**「中年の脳」**です。

「中年になると身体や生活にどんなことが起きるのか」ということについて科学者がようやく注目しはじめたときでさえ、頭の中で何が起きているのかを科学で探ろうとすることなど考えられてもいませんでした。これまで最も広く知られていた見解では、人生の半ばの脳は、単純に若者の脳が徐々に衰退していく過程にあるものだと考えられていたのです。

しかし、今ではそのような見解も変わりました。脳スキャナー、遺伝子解析、より精密な長期研究などの新しいツールが使われるようになり、「中年の脳」はようやく注目されるようになってきました。ただ正直なところ、このように注目されはじめたのは「不安」という感情が後押ししているのが大きな理由です。多くの人が、そして科学者の多くも親が認知症という惨状を経験しているのを見てきました。みな、いずれは自分もそうなるのかとおびえているのです。

何年か前、10代の脳についての本を書いた後、少年院や学校のグループに向けて講演をする機会がありました。講演の後、このイベントを手配した方に空港まで車で送っていただいていたときのことです。その方は私と同じ中年で、空港までの途中でたとえばこんなことをおっしゃるのです。

「あのー、今度は『私』の脳についての本もお書きになってくださいよ。私の脳は最近まったくひどくてね。物覚えが悪くなったんですよ。自分がどこへ行こうとしていたのか、なぜ行こうとしていたのか忘れるんです。それに名前も忘れるし。そう、本当にひどい。自分でも恐ろしくなるほどです」

私はほほえみながらうなずいて、私も同じですという素振りで、内心は自分自身の中年脳について考えていました。

以前、脚本家ノーラ・エフロンが、当時67歳という現代の感覚でいうと中年の上限にさしかかっている時期に書いた『あなたはどなた?』というエッセイで、このような不安について話しています。

「あなたのことは知っているわ。よく知っているわよ。ほんとに。いつも名前がうまく出てこない。でも、ほんと、名前は知ってるわ。ただ、今、思い出せないだけ。大きなパーティーにいて、『こんにちは』って軽い挨拶のキスをして……私の家に夕飯を食べに来たこともあったわね。最近あなたが出した本を読もうともした……。だんだん絶望的になってきた。ラリーとかではなかったかしら。ラリーかな。いえ、違うわ。ジェリーかしら。いいえ、違う……ああ、どうかしてるのね……」

最初のうちは、私も同じように心配していました。この本の目的は、忘れてしまった名前がどこへ行ってしまうのか、ラリー、ジェリー、「あなたはどなた？」という問題を調べることでした。

神経科学の見地から、こういう名前は失われるのではなく、脳のどこかに隠れているのかどうかを知りたかったのです。宇宙のどこかにある秘密の穴のようなものが脳にもあり、そこに図書館カードやお気に入りのペンやメガネが吸い込まれていくのでしょうか。**中年になると何が悪くなっていくのか、そしてそれは何を意味するのか**を知りたいと思うようになりました。

結局、これは記憶や名前に限ったことではなかったのです。中年を迎えた脳には他の問題もあります。ときどき、運転している最中に、ふと気がつくと道路に注意がまったく向いていなくて、全然違うことを考えていたりします。ささいな邪魔が入るだけで注意をそらされてしまい、脳は自分がしていたことから離れて別のことへと迷い込むのです。

つい先日も、旅に出るのに荷造りをしているとき、歯ブラシをスーツケースに入れようと5分ほどあちこち探し回っていました。結局、その数分前にその歯ブラシをすでにスーツケースに入れていたのです。歯ブラシを入れた後、セーターを探していて気が散り、先にスーツケースに入れておいた歯ブラシは「ヒュー」という音とともにすばやくどこかへ行ってしまい、頭からすっかり消え去っていました。

こんなことはめったにないといえればいいのですが、実はしょっちゅう起こります。中年脳に起こっている変化は単に物忘れの回数が多くなったというよりも、質的なもののように思えるのです。とくに記憶や集中といった面では、重大な変化が起きる転機はすでにきています。この転機に気づいたのは、10代の娘たちに忘れそうだと思ったことを後で思い出させてもらえるように頼んだり、それまで考えていたことを教えてもらったりして、生活の中で彼女たちに自然と頼るようになったからでした。ただ、ひどいときは自分が何のことを話していたのかも忘れてしまうのです。

中年になると、もう若いころとは違うと自覚します。脳が違うことも自覚しています。いったい何が起こったのでしょうか。正気を失ったような気がします。神経科学の観点から見て、誰もが徐々に正気を失っていくものなのでしょうか。

ここまで多くのページを費やして思い出せない名前について述べていますが、**名前がどこへ行ったのか、そして、少なくとも現在の見解によれば、これから名前がどこかへ行くとはどういうことなのか**を、この本では説明していきます。

また、**中年の思考が脈絡を失いがちなことを、最新の科学がどうとらえているのか**も掘り下げます。この数年間に、科学者はこの「正気を失う」ということについて研究しはじめ、中年脳が脈絡を外れてさまよっているとき、実際にどこへ行っているのかを発見しようとしています。

しかし、途中で本書は回れ右をして逆の主張をします。いいえ、自分が書いていることを忘れてしまったからではありません。**現代の中年脳について最新の科学を調べていけばいくほど、悪いニュースではなくいいニュースを見つけたからです。**

後でわかったのですが、中年の脳には私が思っていたのとは正反対のまったく別の話があったのです。これは、誰もがある意味思い違いをしていたのです。

「中年脳」の驚くべき力

失敗を重ねながら人生を送る中では、悪いことに気づきがちです。しかし、科学が中年脳の変化についての真実に迫るにつれて、そこには新たなイメージが浮かび上がってきました。それは、**中年脳は驚くほど能力があり、意外な才能がある**ということです。中年は他の世代に比べて賢く、落ち着いていて、幸せを感じています。ある中年の科学者の言葉を借りれば、「私たちは万事心得ている」のです。それも、それなりに年を重ねるうちに、いろいろな事実を脳に貯めてきたからというだけではありません。**人間の脳は、中年に達すると実際に再構成がはじまり、行動や考え方も変わりはじめます。**

この中年脳は、朝食に何を食べたのかすらも忘れるのに、仕事に行けばグローバルに展開する銀行を経営したり、学校や市を管理したり、ひいては国までも率いることができます。そして、家に戻れば何だかうるさいカーナビや、何もいわない娘たちとつき合い、サブプライム・ローンの破たんや近所の住民たち、自分の親たちとも向き合っているのです。

これらの素晴らしい行動は、私たちが当然とみなしていた「大人の脳」の成せる業なのです。でも、ある意味、大人の脳がこのように当然とみなされるのはたしかにもっともなことです。寿命がますます延びて、中年という時期はまるで「動く標的」のように、明確に定義するのが難しくなっています。まだ解明されていないことが多いのです。

最近、コラムニストのウィリアム・サファイアは、64歳（当時）の俳優ハリソン・フォードを「中年」と呼んで読者の非難を浴びました。読者は、「フォードが文字通り中年なら、128歳まで生きることになるでしょう。60代、いや70代でさえも中年に含めてしまうと、むしろ楽観的すぎる計算に自分でも後ろめたさを感じるのではないでしょうか」と指摘しています。

ほとんどの研究者は、現代の「中年」を40歳～68歳の間と定めています。しかし、この年齢範囲もあまり固まっていません。寿命が延び続けるにつれ、「終わり」や「中間」がどこなのかわからなくなってきているからです。

私は現在（本書発刊時）56歳ですから、確実に中年といえます。いくら楽観的に見たとしても私自身決して若くないですし、私を若者と呼ぶ人はいないでしょう。しかし、おそらく私の子どもたち以外は、私のことを「年寄り」と呼ぶ人もいないでしょう。

「中年」とはそんな中途半端な時期なのです。でも、21世紀初頭のこの時代に、中年であることには実際にどんな意味があるのでしょうか。それに、中年であることは脳にとってどんな意味があるのでしょうか。この本は、そんな疑問に答えます。

脳の力は中年期に頂点に達する

この数年間に、実際、研究者は中年脳についてさまざまな発見をしています。悪い習慣があったとしても、**脳は中年期にその能力の頂点に達し、長い間その頂点を維持することがわかりました。**中年脳は人生の方向を定める助けとなり、中年脳のおかげで混沌の中から解決策を見出し、無視すべき人物や事柄を見定め、障害物を避けるように左右に曲がるタイミングがわかるのです。

中年脳は落ち着いていて、状況に順応します。脳に変化が起こり、その変化のおかげで世界を達観できるようになり、ときにはかなり創造的にもなります。実際、最近の研究結果では、**重要な脳の機能に起こる深刻な欠損は70代後半まで発現せず、また、多くの場合は70代後半をすぎても発現しないこと**が明らかになっています。

さらに中年は、脳にとって誰もが思っているよりずっと重要な時期なのです。年をとると、脳は分かれ道にさしかかります。宇宙旅行にたとえれば、「中年星」にいるときの行為で次に停留する「老年星」の様子が決まります。ある神経科学者がいうには、中年期では脳は「過渡期」にあり、その時期の行為だけでなく、思考でさえもその先の時期に影響するほど重要なのだそうです。

長い間、脳は身体を追いかけるような形で年をとっていくと、私たちは教え込まれてきました。たしかに、身体が年齢に応じて変化するのは否めません。定期的にランニングをし、ジムのプールで泳ぎ、ヨガをやるといった最善の努力をしていても、私は以前より10キロほど太っています。

また、読書用、運転用、コンピュータ作業用の3種類のメガネが必要です。染めていなければ、髪の毛は茶色混じりの白髪で、顔には深いしわがあります。ときどき、鏡や窓ガラスに映った顔を見ると、一瞬、自分の母親を見ているかのように思えます。

そして、髪の毛が白くなり、抜けていくのを見ていると、頭の中でも同じように何かが失われていくのも当然だと考えてしまいます。脳細胞の一部であるニューロンも髪の毛と同じように茶色混じりに変色したり、みずみずしさを失ったり、脳から消え去ってしまったりするのだろうと想像してしまうのです。

しかし、実際に中年の脳内で起こっていることは、それよりずっと複雑であることがわかってきました。社会学者、心理学者、神経科学者など幅広い分野の研究者の発見によると、中年脳は身体の他の部分と同じように老いるとは限らないのです。

年をとるほど脳は物事をパターン化できる

では、科学は中年脳をどこまで解明できているのでしょうか。

中年脳について現在知られていることは、世界各地の研究所で行なった、中年の経験を脳細胞単位で詳しく分析して得られた結果です。しかし、それだけではなく、人々が実際にどのような生活を営んでいるかを調べた、ごく最近発表された大規模な研究の成果もあります。

中年期やその時期をすぎたころ、脳のどの能力が衰え、どの能力が維持されるか、さらにどの能力が頂点に達するかには大きな差があります。記憶力は名前を覚えるのに確実に関係がありますが、これは衰えます。しかし同時に、人物や仕事、お金の出し入れなど、自分たちを取り巻く世界について的確に判断する力は強くなります。**脳はつながりのパターンを蓄積するのです。このつながりは知識の層が絡み合ったもので、これによって状況の類似点をすぐに認識して解決策を見つけることができます。**

また、上の世代に比べて、現在の中年は全般的に健康な幼少期をすごしてきたため、中年期に起こる認知能力の深刻な衰えは、両親の世代と比べても相当年をとるまで起こりません。また、過去の時代の同じような年齢グループと比べて、集団としてずいぶんと賢くなっているという証拠もあります。

ここまで書いてきたことは、ほとんどがつい最近の発見です。この本を書き終わってからも、「中年脳」にまつわる発見はさまざまに解釈され、活発な議論が交わされています。中年に関心が集まり研究が進むにつれ、中年についての間違った噂や気まぐれな想像、昔からの言い伝えも注目されるようになっています。しかし、実際に中年に起こっていることがより深く理解されるようになると、このような言い伝えの多くは消えつつあります。

たとえば、「中年の危機（ミッドライフ・クライシス）」です。これは、人生のある段階から別の段階に移るときに感じる中年期特有の心理的危機のことで、中高年は鬱病や不安障害に陥ることが多いといいます。しかし詳細な調査の結果、実際はあまり根拠のない現象であることがわかっています。また、これも中年期によくある話として取り上げられることが多い、子どもが成人して家を出ていった後に感じる「空《から》の巣症候群（エンプティ・ネスト・シンドローム）」も、「中年の危機」と同じく、それほど多くの人が経験していることではありません。

実際、ほとんどの人にとって、中年期に入るのは、より幸せな時期への旅立ちであることがわかりました。とくに難題やストレスが多い時期にありながらも、**中年期あたりになると幸せを感じることが多くなります。**世界を見るのにプラス志向がマイナス志向に勝るようになるのです。このような変化には、生物的な進化に関係している可能性が考えられています。中年がより幸せで落ち着きがあると、世話をしている若い人たちをより上手に助けることができるのもそうです。

たしかに、中年脳はもはや新品同様ではありません。人間や動物の脳を細かく追跡している研究者は、脳を働かせている化学物質が確実に減ることを認めています。これはドーパミンなどの神経伝達物質のことで、この物質により注意深く活発に行動できるのです。また、ニューロン同士が交信する場所である脳の分枝も減少します。

さらに、ごく最近の研究で、**脳にはこれまでまったく知られていなかった、脳がうわの空になる「デフォルト・モード」という状態があることが発見されました。**これは空想にふけっているような感じで、脳は静かでありつつも内部的にペチャクチャしゃべっていて、注意が散漫になるという状態のことをいいます。脳は年を重ねるにつれてこの状態に入る回数が多くなり、注意がそらされるのです。この状態の存在が確認されたのは、脳の働きと老化過程に関する発見のうち最も重要なもののひとつとみなされています。

さらに、カリフォルニア州にあるポモーナ大学の科学者は、名前をド忘れしたときに、実際には脳内で何が起こっているのか、それがなぜ中年期にはじまり、それにはどのような意味があるのか、そして、ある人の職業が銀行員であることは覚えているのに、その人の名前がボブであることは思い出せないという現象がなぜ起こるのかについて、注意深く記録にまとめています。

「知恵」の脳細胞は、中年期からも増え続ける

現在、脳の働きには年をとると単純にその力を維持できなくなるものがあると、一般には考えられています。とくに、科学者が「処理速度」と呼びたがっているものがそれです。もしあなたが55歳で、どんなことでも速さについては平均的な25歳に引けを取らないと

思っていたら、たとえば、運転中に道路に飛び出してきたリスをよけたり、職場で新しいコンピュータ・システムに慣れたりするのは若い人と変わらないと思っているのなら、それは大きな間違いです。

そして、結局のところ、名前をしょっちゅう忘れたり、脳の処理速度が低下したりするのはあまり重要ではありません。中年期の脳では失われるものがあるにしても、恐れているほどには一律に、また急激に失われることはありません。たしかに、年をとるにつれて何百万もの脳細胞が失われるという長い間信じられてきた見解も、今ではすっかり信じられなくなっています。研究者は、脳スキャナーを使って生身の人間の老化過程をリアルタイムで観察するという方法で、脳細胞は正常な老化過程では大量に消えてしまうことがないことを明らかにしているからです。

カリフォルニア大学ロサンゼルス校や、その他の研究機関の神経科学者たちは脳細胞の一部分を観察し、**とくに「ミエリン（髄鞘《ずいしょう》）」と呼ばれる、ニューロンを包む白色の脂肪のかたまり（白質）が、中年期の後半になっても増え続けること**を確認しています。そして、ミエリンが増えると細胞同士のつながりが生成されて、自分自身の環境を理解する助けとなるのです。白質が増えるというこの現象については、ハーバード大学のある科学者は、「中年の知恵」の本質なのかもしれないといいます。ここから、「知恵」とはいったい何なのかを探る新たな関心も生まれています。

「あの人は賢い」と表面的にいいますが、「賢い」とはいったいどういうことなのでしょうか。「知恵」が脳にどのように蓄えられ、10代の子どもを持つ55歳の母親や60歳の教授が、日常生活で「知恵」をどう利用するのでしょうか。また、長い間、「経験」と呼ばれるもののありがたみが忘れられてきました。しかし、「経験」を構成部分に分けて、経験によって脳が物理的にどのように変化するのか、どのような経験をすれば脳の変化によい影響があるのか、また、有能な管理職、慎重なパイロット、素晴らしい才能を持った教師であるとはどういうことなのかがわかってきています。

また、中年脳が環境に対してあきらめたり降参したりせずに、どのように適応するかを示す最近の研究結果もあります。**年をとるにつれ、私たちの脳は衰えるどころか強力になり、問題を解決するためにより多くの部分を使うようになります。** そして、そのような脳の活用法を学ぶのは高機能の認知能力を持つ人なのです。場合によっては、デューク大学やその他の研究機関の研究者が発見したように、中年は脳の片側ではなく両側を使いはじめます。この秘策は「両側性化《りょうそくせいか》」と呼ばれますが、私たちにどういった効能をもたらしてくれるのでしょうか。脳の強力な前頭皮質の力を活用する（または活用する方法を学ぶ）人は、とくに研究者が「認知的予備能」と呼ぶ能力が発達しています。これらはいったいどのようなよい影響を与えるのか、これも本書でひも解いていきます。

このような脳の力こそが、中年が若い同僚より先に議論の要点に達するのに役立っています。**中年は要点をつかみ、状況を正しく評価して、軽率にではなく慎重に行動するのです。**また、この「予備の能力」はアルツハイマー病などの疾患で初期に現れる症状が発現するのを防ぐのにも役立つ場合があります。そして、何を行なえばこの緩衝装置を生涯にわたって構築できるのか、これについても探究していきます。

ここで残された疑問は、もちろん、このような緩衝装置はどのようにすれば発達させること、維持することができるのかです。幸いにも身体のほうは比較的健康を保てたとして、中年をすぎても脳を強いままにしておくことはできるのでしょうか。

この疑問に対する答えを得るために、科学はまず正常な老化の過程とはいったい何なのか、病的状態や病気とはどういう状態なのかを徐々に探り出さなければなりません。長年、老化の研究はほとんどが老人ホームの入居者を対象としていたため、老いることの意味については過度に否定的になっていました。何年もの間、ほとんどの医師が認知症は避けられないと考えていたのです。しかし今では、高齢になるにつれてリスクは確実に高くなるものの、認知症は個別の疾患であり、高齢になれば必ず発症するものではないとされています。

脳の力を維持するために必要なこととは？

では、脳の力を維持するには何をすべきなのでしょうか。この本の最後のパートで、私は現在ブームになっている脳力向上の科学について調べました。ブルーベリーを食べたり、オメガ3脂肪酸を摂取したりすることにどれほどの効果があるのか。また、エクササイズをするのと、しないのとではどのような違いがあるのでしょうか。もし違いがあるのなら、どのような種類のエクササイズを、どのような方法で行なうのがよいのでしょうか。

ボストン大学医学部で、神経科学者のマーク・モスは、中年のサルを研究し、正常な老化過程がどのように起こり、何の食べ物が中年脳を完全なまま保つのかを発見しました。それは魚油でしょうか。それとも、赤ワインでしょうか。

別の研究者は断食療法をテストし、低カロリーの食事で本当に寿命が延びるのか、また脂質や糖分が多く質の悪い食事がなぜ有害なのかを調べています。たとえば、米国国立衛生研究所の第一線で活躍する研究者の1人は、大学院にいたころから自分のカロリー摂取を厳しく制限しており、自分の脳の活力を保ち、病気をせずに寿命を延ばすことができるのかどうかを調べています。

最近の研究では、認知症のリスクを高める可能性がある肥満や高血圧についての疑問を投げかけています。単にワインをグラス1杯飲むとかブルーベリーを1房食べればよいという以上に、研究者は特定の食物の化学組成を詳しく調べています。細胞を健康に保つのに役立つのは果物の皮の濃い色の部分なのでしょうか。それとも、抗酸化物質でしょうか。いずれにしても、ワインをグラス何杯飲めばよいのでしょうか。

科学者の特定のグループが自分の研究分野の可能性にどれだけ興奮しているかを測る方法のひとつは、研究資金の流れを追うことです。脳細胞を使える期間を延ばす方法についてのさまざまなアイディアの裏では、資金が動いているのです。今や、**年をとってもニューロンが大量に失われない**ということが科学で証明されたことで、真剣に研究を重ねれば脳細胞の状態を絶好調に保つ簡単な方法が見つかる可能性があると、突如として考えられるようになりました。そして、年をとっていく脳を救うのに「薬」として利用できる目標物質があるとの見方が増えてきました。「年をとる脳」の研究者にとって、このような可能性を示唆する新たな流れは驚きです。

脳の力を保ち、役立てる方法をひも解く

この本を書きながら、私も自分の脳に対して尊敬の念を新たに抱きはじめました。しか

し、世間は中年脳を「熟して食べごろになって、欠けたところなんかない」として扱ってはくれません。それどころか、中年は能力が低下し、衰えていて元気がないとみなされているのです。一生懸命働いてきて経験豊富となった中年には、強制的な定年制度が設けられているという現実があります。仕事するには年をとりすぎているからと、教師や弁護士、作家、銀行家に隠居しなさいと世間はいいますが、その後の人生については何も用意していないのです。

実際、中年脳が何をしているのか（それもやすやすと物事をこなしている）を観察すると、意外だと思わざるをえませんが、その一方で励みにもなります。多くの中年は、そのようにいろいろなことが起こっても、単に圧倒されるより、ある程度それらを見事にこなせることをたいへん誇りに思っていると話してくれました。60歳のある友人は別の言い方をしています。

「私の脳は、『食べごろですよ』といっているブルーベリーみたいだと思うの。やっと熟して食べごろになって、欠けたところなんかないの」

このような意見を聞くと、おそらく最も重要な疑問が湧いてきます。それは、もし私たちの脳が能力を保っていて、それを保ち続ける方法がわかったとしたら、実際にどう役立てたらよいのか、ということです。

では、これからそれらの多くの疑問について解明していきましょう。

Part_01

「中年になると脳は衰える」というのはウソ

01

失ったものより得たもののほうが大きい

▼本当にボケてしまっている人は誰もいない

脳の力の低下はしかたがない？

何かを取りにここに降りてきたのに……。何を取りに来たんだったかしら？

あたりを見回して、記憶をゆっくりとたどってみます。大きな鍋やフライパンが置いてある棚をじっと見つめます。パスタ皿を取りに来たんだったかな。私の頭は突然、どういうわけか真っ白に。あぁ、もうイライラする。

一度、上へ上がってからまた戻ってこようか。台所に戻って見回せば何が足りないのかわかるかしら。子ども用のパズルみたいに、1枚の絵を見て次にもう1枚見て、2枚の絵の違いを見つけるという感じです。

あぁ、馬鹿みたい。棚をもう一度じっと見てみます。何かひらめかないかしら。何もひらめかない……。

あきらめて上へ上がって行き、台所を見回します。そして、気がつきました。空のペーパータオルのホルダーに。あぁぁぁ！

回れ右をして地下室への階段に向かいます。今度はこうつぶやきながら。

「ペーパータオル。ペーパータオル。ペーパータオル。ペーパータオル」

これも「中年脳」のせい？

最近あった別のひどい例でいうと、参加している読書会で取り上げられている本を買おうとしたときのことです。オンライン書店のサイトに行って、ブラジルの小説家パウロ・コエーリョの『アルケミスト――夢を旅した少年』（原題『The Alchemist』・地湧社）を間違えないように注意しながら注文しました。そして1週間後、仕事中にちょっとした合間があったので、「あぁ、そういえば読書会の本を注文しなきゃ」と思ったのです。オンライン書店のサイトに行って、間違えないように注意しながら『アルケミスト』を注文しました……前に注文したことを忘れてもう一度。

数日後、公園でジョギングをしている途中にふとぼんやり思い出したのです。間違った本を注文してしまったのではないかと。家に戻ってメールを確認すると、案の定、読書会で読む本はアメリカの小説家マーサ・クーリーの『アーキビスト』（原題『The Archivist』）だったとわかりました。間違った本を注文してしまったのです……それも2度も。

話はこれだけではありません。その後、読書会の会員の1人にこの話をしました。この方は神経科医で、私の恥ずかしい話を聞くと笑いはじめました。この方は図書館に行って読書会の本を借りてきて、しっかりと本を選んだつもりで帰宅したら、アメリカの小説家ケイレブ・カーの『エイリアニスト――精神科医』（原題『The Alienist』・早川書房）だったそうです。

こんなことは、ほんの序の口です。私の知り合いのある女性は53歳で、朝起きたとき何曜日なのかはっきりしないことがあるそうです。また、別の友人は50代はじめの父親で、子どもたちに小言をペラペラとしゃべっていたとき、数時間前にまったく同じ小言をしゃべっていたよと子どもたちに諭《さと》されたといいます。

誰でも年をとるのは心配です。病気になるのも心配です。でも、**本当に心配なのは頭が思うように働かなくなること**です。将来、ボケてしまってほどけた靴ひもを結び忘れたり、ズボンのチャックを閉め忘れたりするようになるのでしょうか。また、口ごもって困ってしまうようになるのでしょうか。私たちの脳が下降線をたどるのはしかたがないことなのでしょうか。

中年になると脳は賢くなっていく

中年に達すると、鍵を失くすようになったり注意が散漫になったりしますが、悲しいかな、それが現実なのです。

でも、私は別のことにも気づきました。仕事でも家でも、また友人と一緒のときでも、私の周りには自分がやっていることをしっかりとわかっている人たちがたくさんいます。

つまり、**本当にボケてしまっている人は誰もいない**のです。このような人たちは私と同じく中年真っ盛りであり、さっき食事をしたばかりのレストランの名前や読んだばかりの本の題名は覚えていなくても、外国の石油会社との複雑な取引を計画することができます。また同時に、大学生活に不満がある娘にメールを書いたり、経費を仕分けたり、別の州にいる同僚との電話会議に参加することもできます。

ここで、55歳のフランクの例を紹介します。フランクは自分の脳の力を向上させるためにちょっとしたゲームを思いつきました。たった今、会ったばかりの人や何年も知っている人の名前が思い出せない場合（これはよく起こるようになってきた状況なのですが）、アルファベットをすばやく順に思い浮かべて、記憶にある名前の頭文字に一致させるようにするのです。

「ほら、Aでアダム？　いや、Bでボブ。そう、ボブだ。ボブ・スミス。こんなふうにやるんです」

フランクはこのようなコツで脳を刺激していますが、自分の脳が他のもっと重要なところで、今までよりずっとうまく働いているのにも気づいています。

彼はニューヨークの非営利団体でCFO（最高財務責任者）として働いていますが、次々と起こる複雑な問題に日々取り組んでいます。そして、**年を経るにつれて、このような問題の処理が難しくなるどころか簡単になってきている**と感じるようになりました。しばしば、他の管理職と膝を交えて問題を評価し解決する方法について意見を交わすことがあります。

2人とも管理職としての経歴が長いので、長年の経験が脳に刻まれていて、省略した言い方でこのように話します。

「なぁ、あいつはああいうタイプだよな……だからあれはあそこに異動させたほうがいいと思うんだ……」

フランクがいうには、しばしば、若くて経験の少ない人ではわからない言葉でお互いの話が終わるそうです。

「お互いに理解できているんですが、それより大切なのは、話すと着地点がわかること、実際に問題を解決できることです。今では**問題が起こると、経験を総動員して何をすべきかがわかるんです。**何と呼べばいいんでしょうね。熟練っていうのかな」

「経験」で変化する脳

中年脳が、それほどパワーがあって元気があることには驚きますが、科学的にはもはや驚くことではありません。脳は年をとるにつれて、ただ衰えはじめるだけだと長年信じられてきましたが、もっと繊細な全体像が明らかになってきています。

私たちの多くがフランクのような経験を単に経験の賜物としてそれっきりにしてしまう一方、この件では最も疑り深い人たちである神経科学者は、中年の脳に独自性と驚くべき才能があることを発見しました。**「経験」、そして「熟練」によって文字通り脳が変化するのです。**中年になるころには、脳は強力なシステムを発達させるので、フランクのように複雑な問題の本質に切り込んで具体的な答えを見出すことができます。**中年脳は感情や情報をより冷静に扱うのです。よりすばやく、より柔軟に、より陽気にさえなります。**

神経科学者は、年をとるにつれて変化する脳の中をのぞくことができる脳スキャナーを使って、経営者としての才能や、さらに、**「認知的熟練」**と呼ばれる希望の種を発見しました。

年をとっていく人々を実際に長期間にわたって研究して得られた結果を分析して、心理学者は今では長年持たれてきた中年像が不完全で誤解を招く恐れがあるものだったということを認めています。新しい研究では、**世界観が広がったり、パターンを識別する能力や点と点を結びつけて全体像が見えるようになる能力が身についたり、より創造的になったりするのは、脳の老化過程の性質そのものなのかもしれないことを明らかにしています。**

ただし、中年の脳は老化現象から守られてはいません。人の名前を思い出すためにフランクがやっているゲームのような方策を考え出すのは、実際に名前を記憶から取り出すのがより難しいからです。しばらく会っていない人の名前はなおさらです。

顔と名前の結びつきは、年をとるにつれて弱くなります。脳の処理速度も多少遅くなります。たとえば、チェスのようにプレーヤーが一手を指すのに数秒間しかないという速度に依存したゲームだと、若いプレーヤーはいつも年をとったプレーヤーに勝ちます。脳スキャンの研究で、科学者は中年脳が集中力を失い、考えがあてどなくさまよう様子を観察しています。

年をとると注意をそらせる物事が増えるので、脳がより簡単に注意散漫になってしまうというのが長い間支配的な考え方でした。中年脳は、単に回路が過負荷になるのでところどころでリズムを取れなくなるのだと主張する人から、今でもこのような説明を聞きます。

中年になると、多くのことをニューロンに頼ります。娘の宿題を手伝うために幾何学を学び直したり、職場で対立する意見や議題のもつれをほどいたり、借り換え手続きの申込書に記載されているわかりにくい細則を解読したりします。

しかし、ほとんど同時に、さらにもっと大きなスケールの多くの出来事を本当に心配しはじめる時期でもあります。たとえば、地球温暖化のせいでシロクマは完全に絶滅してしまうのだろうかとか、パキスタンは核爆弾を使うのだろうかとか、イランと交渉すべきだろうか、といったことです。

「アルツハイマー病」と脳の「老化現象」は違う

最近まで、科学者でさえも、情報過多が原因だと考えていました。やるべきことがたくさんあって、単に無理をさせられてまいってしまうというのです。頭の中でニューロンが身近な問題や世界的な課題をパチパチと処理しているうちに、集中力を失ってしまうのも無理はないでしょう。

しかし、この数年間、科学者は中年脳をより真剣に研究し、一部の領域では衰えは確実に起こっていることを発見しました。実は、一部で衰えていることは私たちにもわかっています。55歳の友人は、今では毎日、脳と闘っているといいます。

「前は何でも頭の中にメモできたのに。考えもよくまとまっていたし、仕事や息子についてやるべきことは全部頭の中に入れておけたのに、今は何でも書いておかないとだめだし、それでも混乱するの。頭の上にあるメガネを探したり……1日中そんなことばかり。ときどき、脳が壊れちゃったのかしらと思うくらい」

中年になると、似たようなことは誰にでも起こり、それが心配の種になります。でも、最近の科学は中年にとって、安心できる研究結果を示しています。たしかに、アルツハイマー病など脳変性疾患の初期症状は私たちが考えるよりもっと早く発現することがあります。しかし、研究者は「認知症による変化」と「正常な老化過程」の違いを区別するようになりました。ほとんどは中年が普通に経験する程度の混乱があるものの、実際はまったく正常なのです。

さらに、中年脳はたいへん賢いのです。たとえば、毎日、脳と闘っていると文句をいっていた友人は最近昇進し、細かいことまで厳しい精査をする必要がある高度な新しい仕事をしています。中年脳であっても、いえ、おそらく中年脳だから、すでに仕事を軽々とこなしているのでしょう。何に注目し、何を無視すればいいのかわかっています。A地点からB地点までの行き方がわかるし、自分が何をしているのかもわかっているのです。

中年期からでも脳は成長を続ける

中年脳には矛盾があります。うまく働いている部分もあれば、そうでない部分もあります。しかし、おそらく他の年齢よりも中年脳はそれぞれの部分を単に足した以上の能力があるのです。

実際、これ以降のパートでわかるように、長期にわたる研究によって、**中年脳はときどき間違いをするものの、その認知的能力は成長し続けることが証明されています。**はじめて、研究者は判断力や知恵といった資質を分析し、それらの資質がどのようにして、どういう理由で発達するのかを見出そうとしているのです。

神経科学者はニューロン（正確にはニューロンを支配する遺伝子）が年をとるにつれてどのように適応し、さらには改善するかを正確に特定しようとしています。スタンフォード大学長寿研究センターのセンター長で、新しい研究のリーダーであるローラ・カーステンセンは、「今までの研究から考えてみると、中年脳は非常に素晴らしいのです」といっています。

最近、詩人である私の友人がいいました。50代半ばになって脳が開花する年齢になる前は、今書いているような詩は書けなかっただろう、と。

「バラバラだったカケラがやっとまとまってきたような気がするの。今だからこそ脳の準備ができたと思えるようになったわ。今の私の脳のおかげで世界がどのようにまとまっているのかがわかり、だから世界を詩にすることができるようになったの」

02

思考速度は落ちても質はとても高くなる

▼あなたの脳は、自分が思っているよりもずっと賢い

賢くなっているのになぜ物忘れをするのか？

ここで、ちょっとクイズです。次の語の並びを見て、最後の語に続くものを考えてみてください。

1月　2月　3月　4月　1月　2月　3月　5月　1月　2月　3月　6月　1月　2月　3月……

では、これはどうですか。次にくる語は何でしょうか？

1月　2月　水曜日　3月　4月　水曜日　5月　6月　水曜日　7月　8月　水曜

日……

今度は数字でやってみましょう。この連続した数字の次にくる数字は何でしょう。

1 4 3 2 5 4 3 6 5……

全部わかりましたか？

これらは基本的な論理と推論を測る質問の例です。答えは、最初から順に「7月」、「9月」で、数字の連続の次の数字は「4」です（次は76です。この連続は1-43 2-54 3-65 4-76……と続きます）。

このような問題はパターンを認識する能力をテストするもので、認知（思考）過程がどの程度維持されているかを確認するために研究者がごく普通に使います。もしあなたが中年で、すべての問題に答えられていれば立派です。あなたの脳は問題なく動いています。

では、長い間信じられてきたのとは反対に、中年は20代より賢くなっているという証拠があります。それでも、なぜスーパーに着くとそもそも何を買いに行ったのか忘れたりするのでしょうか。賢くなって、一度にひとつのことに集中するのにたいへんな努力をしているにもかかわらず、まるでビリヤードの玉のように脳があちこちに跳ね返って止まらないのはなぜでしょうか。

40～65歳が物事を一番賢く考えられる

これらを理解する手はじめとして、シェリー・ウィリス以上に適切な人はいません。ペンシルバニア州立大学の心理学者であるウィリスは、夫のK・ワーナー・シャイエと一緒に、最も長期にわたり、最も大規模で、最も評判のよい寿命研究のひとつである「シアトル縦断研究」を行なっています。この研究は1956年にはじまり、40年以上にわたって6000人の知能の優秀性を体系的に追跡してきました。

この研究に参加している人々はシアトルの大きな健康維持機構（アメリカの医療保険組織）から無作為に選ばれており、すべて健康な成人で、男女比は均等、職業はさまざまで、年齢の幅は20歳～90歳です。ペンシルバニア州立大学のチームは参加者を7年ごとに再試験して、その知能を調べています。

この研究の重要な点は「縦断研究」であること、つまり同じ人々を長期にわたって調査していることです。長年の間、研究者は横断的な寿命研究からしか情報を得られませんでしたが、これは異なる人々を時間の経過にしたがって追跡し、パターンを発見するという手法です。

縦断研究のほとんどは、すべての科学的分析における究極の判断基準とみなされていますが、1950年代になってようやくはじまったもので、このような研究から確実な情報を得られるようになったのはごく最近のことです。そして、縦断研究が示しているのは、私たちは自分の脳についての誤った考えに大いに惑わされてきたことでした。

たとえば、シアトルの研究から得られた最初の重要な結果では、**研究の参加者は試験されたどの時期よりも、平均して中年期に認知試験の結果がよかったことがわかりました。**

ウィリスとその共同研究者が測定した能力には、語彙（識別できる語数と同義語を見つけられる語数）、言語記憶（記憶できる語数）、数能力（加減乗除の計算を行なう速度）、空間認識（ある物体を180度回転したときの形状を判断する能力）、知覚速度（緑の矢印を見たときにボタンを押す反応速度）、帰納的推論（この節のはじめに示したような論理問題を解決する能力）があります。この試験は保険証書の内容を解読したり、結婚式の計画を立てたりするような日常的な仕事をどれほどうまくこなせるかを、完全ではないにしてもかなりよく示すものになっています。

この発見で驚くべきは、**現代の中年とみなされている期間中（つまりだいたい40歳〜60代の間）、この研究の参加者は、最も重要で複雑な認知試験の成績が、自分たちが20代だった期間の成績を上回っていたのです。**試験された6種類の認知能力のうち、語彙、言語記憶、空間認識、それに（おそらく一番励みになることには）帰納的推論の4種類で、参加者の成績は平均して40歳〜65歳の間が最もよかったのです。

ウィリスは自著『Life in the Middle』で次のように述べています。

「考慮された6つの知能のうち4つで、機能が最高レベルになるのが中年期ということがわかりました。男性、女性とも成績がピークに達するのが中年期なのです。教養ある一般人の多くが抱いている知性についての典型的な観点や素朴な見解とは逆に、青年期は高次の認知能力の多くがピークに達する発達期ではありません。研究対象とした6つの能力のうち4つについて、中年は25歳での能力より高いレベルで機能しているのです」

脳は、20代のときより中年のほうが賢い

私は驚きました。青年期の脳についての科学を調べた後だったので、人間の脳は25歳までは変化し続け、能力が改善されるということは知っていました。多くの科学者はその説を鵜呑みにし、脳は10代の間に大きく改造されるが、それからは変化しないということを信じていました。中年期に入ると脳は凝り固まって変化しなくなるならいいほうで、それどころか、大きく変化するならば悪化の方向なのだろうと私自身も考えていたからです。

ある午後、ウィリスと話した後、私は友人たちとの夕食に出かけ、その日に聞いた頭の中でぐるぐると回っていることをみんなに話そうとうずうずしていました。パスタとワインを前に中年のグループにこう尋ねました。

「ねぇ、知ってました？　私たちの脳って自分が20代のときよりよくなっているんですって」

答えがすぐに返ってきました。「そんな馬鹿な！」と、夕食をよくともにする友人の1人である52歳のビルがいいました。彼は土木技師で、コンサルティング会社の社長でもあります。

「そんなのウソに決まってるよ。私の脳は明らかに20代のときほどよくはない。考えたり反応したりする速さは落ちてるし、難題を解決するのも難しくなってるし。おいおい、今の私がスタンフォード大学の工学部に入ろうとしたら、それだけで祝杯ものだよ」

そう、ビルは間違ってはいません。私たちの脳の処理速度は、ある程度は遅くなります。注意がより簡単にそれるようになり、新たに起こる難問に取り組むのもよりやっかいになります。何を取りに行ったのかを覚えていられないのはいうまでもありません。

ビルはもう学校へ行く必要はありませんが、それでも日々の仕事で現在の脳と若いころの脳を比べると、欠点だけが目立つといいます。

しかし、ビルは**自分が思っているよりずっと脳がよくなっている**ことに気がついていないのです。ウィリスの研究から得られたデータを見ると、論理、語彙、言語記憶、空間認識能力といった4つの重要な領域での中年の得点が、同じ人たちが研究に参加していた20代のころの同じ領域の得点より高いレベルにあるのです。

そして、おもしろいことに、性別による差が見られます。男性では能力のピークに達するのが平均して女性より少し早めで、50代後半になっていました。また、男性は女性より少し長く処理速度を維持し、空間認識テストの成績が全般的によい傾向にありました。一方、女性は言語記憶と語彙の領域で一貫して男性よりよい成績を示し、得点は60代になっても上がり続けました。

人は「失った機能」を年齢のせいにしがち

では、中年でも脳の力が保たれていることを私たちはなぜ知らないのでしょうか。友人のビルだけでなく、あまりに多くの中年が単に以前より脳の力が落ちているという感覚を、なぜ無条件で受け入れているのでしょうか。

ひとつには、そのような感覚がいわゆる常識として長年にわたって主張されていて、年を重ねるのは単に何かを1つひとつ失っていくことであるというイメージが定着しているからです。もうひとつには、加齢の研究者は老人ホームに住む人たちを長年研究してきているからで、帰納的推論の力が高い人たちを中心に研究しているとはいいがたいのです。研究者は単に中間を飛ばして研究してきたのです。

脳は違いに気づいたり、例外を発見したり、敷物の小さな傷を探し出したり、草むらにいるヘビを見つけたりするようにできています。ですから、自分自身の脳の変化にも気づくのです。

しかし、印象に残るのはたぶん数年前の脳との違いで、25年も前の脳との違いではないでしょう。つまり、**敷物に小さな傷があるのには気がついても、機能的に健康で非常にすばらしい力として長年かかって入念に脳を構築していき、結果として部屋が改修されるような、より微妙でゆっくりとした過程には気がつかないのです。**

シアトルの研究では、53歳〜60歳の人は20代のころより高い認知レベルを維持していても、その前の7年間に比べると「あまり大きくはない多少の下降」が起こっていました。ただし、これは思い違いです。

ウィリスは、「中年が自分の知的機能について考えるとき、縦断研究のデータが示しているより悲観的に考えがちです。比較はより短い間隔で行なうべきかもしれませんね。20年前より7年前のほうが、自身に対する認識がより生き生きとしていたり、正確だったりするでしょう」といいます。

つまり、今の状態が前より悪くなったと思うと判断するとき、ビルはおそらく52歳の自分の脳が、45歳のときと比べていくつかの小さな点で少しだけ悪くなったと考えているのでしょう。その結果、彼は欠点を強く意識してしまい、自分の中年脳が持つ全体的に高いレベルの能力をまったく意識していないのです。

フロリダ州立大学の心理学者でこの研究分野の専門家であるニール・チャーネスは、「お友だちのビルさんは自分の能力の素晴らしさに気づいていないんですね。それは、水の中にいる魚のようなものだから。そして、その水がどれほど素晴らしいのかに気づいていないのです」といいます。

脳は世代を経るにつれて「より賢く」なっている

もちろん、ビルだけがその特別な水域の中にいるのではありません。ウィリスはこういいます。

「長い間、能力が頂点に達するのは青年期だと考えられてきました。身体と認知は並行して発達、衰退すると考えられていて、そのこともあってか、教育資源を青年期に集中させているんです。教育の効果が最も高いのは青年期だと考えられています。でも、中年の研究はまだはじまったばかりだということを思い出してください。いろいろなことをうまくこなしている中年期がこれほど長かったことは今までなかったんです。それに、人生のこの新しい期間については新しい知見が次々と発見されています」

たしかに、最近の研究の一部では、調査のために加齢をさらに細かい時期に分けて考えはじめています。今では、若者か年長者かという単純な問題ではなくなっているのです。中年期を細かく分けて、現在の脳をそれ以前の10年間の脳と比べてどうなっているのかを見出すというように、中年期をさらに詳しく研究しています。


たとえば、南カリフォルニア大学のエリザベス・ゼリンスキーの研究では、現在の75歳と16年前の75歳を比べました。その結果、**広範囲の知能テストで現在の75歳のほうが昔の75歳より成績がはるかによいことがわかりました。**事実、現在の75歳の得点は以前のテストでの15歳年下の得点に近く、ゼリンスキーの指摘によれば、「とくに雇用という点で、このことは将来に対してたいへん興味深いことを暗示しています」といいます。

また、加齢にしたがって脳を苦しめる軽度の健忘の一種があります。これは個人の認知障害の幅広い測定に現れますが、うれしいことにこの障害は徐々に減る傾向にあります。ミシガン大学の最近の研究では、この深刻ではないタイプの障害の患者数は、70歳以上で1993年〜2002年の間に12・2パーセント〜8・7パーセントへと、3・5パーセント低下しました。

それでも、まだ心配の種はなくなりません。私たちの多くが見ているのは、崖やトラクターから落ちてコロッと逝ってしまうのではなく、心臓病やアルツハイマー病などの慢性疾患で衰弱しながらも、長年生きながらえている親たちなのです。

ウィリスは、「私たちの世代は親の面倒を見ることを直接経験しています。自分の親と遺伝子を共有していて、親がどうなったかを見ているので、自分の将来がたいへん心配になるんです」といいます。

私がこの話を聞いたとき、ウィリスは大学教授に与えられる特別研究期間中で、複雑で目が回りそうなたくさんの方程式を使って、人間の寿命データを分析する新しい方法を探っているところでした。ウィリス自身も中年脳に不満を持っているとためらいもなく認め、こういいました。

「ほら、もう59歳でしょ、覚えておかなければならないことは必ずリストにしないとだめなんですよ。あなたとの約束や次に行く場所をどこかに書き留めておかなければならないんですが、この新しい方法を学ぼうとしていて、以前より時間がかかりそうです。じれったいですね」

しかし、すぐにこうつけ足しました。

「でも、こういう問題を理解しはじめていることをたいへん誇らしく感じています。思い出してみてください、学生がこういう新しいことを学ぶとき、単に勉強するだけで、それ以外はしなくていいんですよ。学生は集中して1学期かけて勉強するわけです。それに引き換え、私は学ぼうとしていますが、同時に他のことでもすごく忙しいんです。人量のメールに返事を書いたり、買い物をしたり、論文を書いたり、あなたとお話ししたり、といろいろあるんです。疑いもなく、脳は中年になるとよくなりますね」

研究を拡張して、ウィリスは現在、中年脳のひだにより深く入り込んでいます。新しい画像技術を使って、中年脳の塊にどのような構造的変化が起こるのか、また年をとるにしたがってこれらの変化が認知能力に影響するかどうかを調べています。さらに、中年期の糖尿病や心血管疾患などの慢性疾患が、中年期以降の脳機能を高いレベルに維持できる力に与える影響を見つけようとしています。概して、研究対象となっている大人の脳の発達は止まっていないことを発見するだろうと大いに期待しています。

「運がよければ、**私たちの脳は発達し、改善し続ける**んです」とウィリスはいいます。

でも、もしそうだとしたら、どのように発達し、改善するのでしょうか。52歳の脳が、探し物を思い出すのに居間をウロウロしていても、同時に大学時代よりも高い知能レベルで物事を処理できるのはどうしてでしょうか。この特有の矛盾を分けて考えることができるのでしょうか。

もしできるなら、私たちの脳のよい面をどう呼べばよいのでしょうか。「知識」でしょうか。「熟練」でしょうか。それとも、「経験」でしょうか。たぶん「直感」のほうが関係あるかもしれません。または、単純に生存本能なのでしょうか。

さらに重要なのは、厳密な認知試験は別として、このような面を実世界で測定することはできるかという疑問です。数年前であれば、このような疑問に対する答えはノーだったでしょう。でも、今はそれも変わりました。

研究者はこの中年脳のよい面、言葉では表現し尽くせない素晴らしい何かを探究しています。そして、人々を生涯を通じて追跡することと、脳の複雑な構造の深部をスキャンできる新しい技術を使うことにより、実世界でこのよい面を見つけたのです。

日常生活で活躍する「中年脳」

これを熱心に調べている研究者の1人に、イリノイ大学の心理学者・神経科学者であるアート・クレイマーがいます。2、3年前、クレイマーは中年脳が実際に日常生活で働いている様子を見ることができるかどうかを確認しようと考えました。とくに、クレイマーとその共同研究者は、矢継ぎ早に意思決定する必要がある仕事を中年脳がどのように行なっているのかを見たかったのです。そこで、クレイマーらは航空管制官を調べることにしました。

アメリカでは、航空管制官は55歳で退職することになっています。他の多くの国々では管制官の退職年齢はアメリカより遅いのですが、それでも事故が多いということはありません。はたしてアメリカの退職年齢は適切なのでしょうか。健康や能力にかかわらず、このような仕事をしている管制官に強制的な定年を設けていることで、とにかくアメリカは他国より安全だといえるでしょうか。

逆の考えでいえば、55歳で管制官を強制的に退職させることで、より安全な運航ができるはずの最高の脳、いわば大人脳を失っているという可能性もあるのでしょうか。

これを調べるため、クレイマーはカナダへ行きました。カナダでは管制官は65歳まで働けます。この研究では、若い管制官のグループと年長の管制官のグループに対して一連の認知試験を7時間にわたって実施し、その後、日々の仕事のシミュレーションを長時間課しました。クレイマーはこう説明してくれました。

「実生活では、管制官はコンピュータを使って仕事をしますが、この実験でもコンピュータを使って被験者にまるで仕事をしているかのように、さまざまな作業をしてもらいました」

さらにこうも。

「時折、実験中の管制官は本当に忙しく、パイロットと交信したり、画面を見たり、航空機をさまざまな速度で進入させたりしていました。飛行パターンの優先順位づけもやってもらいました。処理すべき作業がとにかくたくさんあったんです」

さて、どんな結果が得られたのでしょうか。なんと、年長の管制官の成績は若い管制官と同じくらいだったのです。クレイマーは次のようにいっています。

「シミュレーション作業では、年長者は若いグループと明らかに同じくらいの成績でした。レベルの差は見られなかったのです」

認知試験では2つのグループ間で差がありましたが、これらの差も研究にとって有益なものでした。処理速度などの領域では若い管制官の成績が上でした。しかし、視覚定位（コンピュータの画面上で二次元の飛行機を見て、空に三次元の飛行機を思い浮かべる能力）と、あいまいな状況の処理（相反する情報を処理したり、コンピュータの機能停止に対応したり、さらにコンピュータが誤っている可能性を解決したりする能力）といった重要な2つの認知領域でも、年長の管制官の成績は若い管制官と同じだったのです。

また、パイロットを対象にした研究でも同じような結果が得られました。『Neurology』誌に発表されたスタンフォード大学退役軍人局加齢臨床研究センターのジョイ・L・テイラーを中心とした研究では、40歳〜69歳のパイロット118人に対して3年間にわたり、山に囲まれた平地の上を単発機で飛行するという試験をフライトシミュレーターで行ないました。

テイラーの研究結果では、航空管制官との交信や渋滞の回避、コックピットにある計器の経過の追跡、着陸といった項目を試験するシミュレーターの使いはじめの段階では年長のパイロットはあまりいい成績ではありませんでした。しかし、試験を繰り返すうちに、渋滞や衝突の回避といったこの検査全体の潜在的な項目では、年長のパイロットのほうが若いパイロットより実際に成績が上でした。

つまり、**年長のパイロットは、はじめのうちは新しい試験に慣れるのに時間がかかりましたが、所定の位置に飛行機を維持するという最も重要な作業については、若いパイロットより優れていたのです。**クレイマーはこういいます。

「長年の経験があると、それがうまく働いて非常に役立つということです。それに、必要な技能を年長者が維持していれば、過去には年長者にはできないと思われていた仕事でも十分にできるんです」

「経験」はどう測ることができるか

私たちはこの実験結果のようなことも日常的に自然と承知しているはずです。経験については よく話題にし、ときには経験があることを褒めたたえます。経験ある建築家や弁護士を褒め、大統領候補には経験があることを期待します。しかし、経験を十分に考慮していても、不思議なことに、その真の性質や影響を見すごしています。

たしかに、経験というものは定義しにくいのです。上司が部下をどれほどうまく管理しているかをグラフに表すことができるでしょうか。ここは口を挟まないでおこうという賢い判断をした回数を数えることはできますか。ついでにいえば、扱いが難しい子どもを抱きしめるか叱るかを決めるというような、熟練した親となる瞬間をどうやって見極めるのでしょうか。経験のある教師が教室で示す情熱や判断、忍耐を認知試験で調べることができますか。

何でもかんでも「経験」とひとくくりにしてしまうのは簡単です。しかし、それでは「中年脳」という、経験が落ち着く場所をたいして評価していないことになります。長年培ってきたノウハウや何年もかけた練習、状況にぴったりと合う直感は、ある研究者の言葉を借りるならば、「膝に溜まる」わけではなく、「脳に蓄積される」のです。

トランプ・ゲームからわかる「中年脳の問題解決力」

この数年間、これまで軽視されてきた「経験」に取り組む試みがありました。科学者が「熟練」と呼んでいるものを突きとめるために、専門の分野が発展したのです。

ニール・チャーネスはそのような研究を行なっている1人で、「経験」の解明にキャリアを費やしてきました。現在59歳のチャーネスは、トランプを使ったゲームであるブリッジのプレーヤーを研究していたとき、年をとっていく脳がその力を保持する条件は何かということにまず興味を持ちました。

広く信じられている見解では、年長のプレーヤーはカードを出すのが遅く、記憶力もあまりよくなく、そのためゲームに勝てないといわれてきました。しかし、チャーネスの研究では、実際のプレーヤーが実際のゲームを行なっているのをサンプルとして調べたところによると、そのような見解は正しくないとしています。

ゲーム中、大部分で速度が必要な作業では、年長のプレーヤーは若いプレーヤーよりうまくないのですが、**問題解決というブリッジで最も基本的な作業では、年長のプレーヤーは高度なレベルで問題なくゲームを進めることができたことがわかりました。**

脳の処理速度は脳にとってはたいへん基礎的なことなので、加齢に伴って速度が低下すると脳の作業が全般的に混乱し、すべての機能が悪化するといって異議を唱える研究者はいるものの、チャーネスや他の神経科学者はその反対だと確信しています。チャーネスに会ったとき、こう説明してくれました。

「ここである意味、矛盾が起こっているんです。ひとつの技能（この場合は処理速度）が、すべての技能の根底になっていると考えがちですが、この研究はそれが正しくないということを思い起こさせてくれるいい機会になりました」

結果を測定するのが簡単なため、この分野の最近の研究ではほとんどがブリッジやチェスに焦点を当てています。チャーネスによると、年齢が上がるにつれて年長のプレーヤーの速度の低下という犠牲を伴いますが、この特定の技能は20代から低下しはじめており、脳の全体的な能力には影響しないという結果が次々と示されているのです。

チャーネスは、「プレーヤーの速度が遅くなるのは否めませんが、作業が知識に基づくものなら年をとるにつれて上手にできるようになるんですよ」といいます。ゴルフからチェスに至るまで、あらゆる領域で高度な技能を習得するには平均して10年かかるように。「それは当然のことです。もしチームを組むとしたら、経験豊富な55歳のチェスの達人ですか。それとも25歳の初心者でしょうか」

年長者は仕事を楽に、器用にこなす

この才能を実生活の他の環境でも測定しようという最新の研究があります。このような研究の結果も、速度が落ちて新しいことを学ぶのに時間がかかる場合があるという事実にもかかわらず、年長者は楽に、しかも器用に仕事をこなしていることを示しています。

最近のある研究では、銀行で働く年長の管理職たちは認知試験の成績が加齢による正常な低下を示していましたが、仕事でどれほど成功しているかは他の種類の能力にほぼ完全に依存しているとしています。この能力とは、チャーネスが「ビジネス文化に関して後天的に取得した実践的知識と、管理職としての仕事をより効率的にする対人関係」と呼ぶものです。

この数年、科学者はいわゆる実践的な（暗黙の）知識を調べて、実世界での成功を測る新しい方法を開発しています。そのひとつは、管理職に実際のシナリオを見せて、その後、職場でうまくいくかいかないかがわかっているさまざまな解決策を示す方法です。研究の参加者が解決策を選ぶと、その得点が等級に分けられます。そして、この場合、似たような他の研究と同じく、**年長の管理職は物事の関連性を十分に理解していて、落ち着いていて、パターンを識別できる中年脳を利用して、「熟練者」の評価を常に得ていました。**

長年多くの人が、中年期は活力や熱意といった点が落ち込んだり減退したりするだけだ、と考えてきました。しかし、そのような問題は中年期だけでなくすべての年齢層で起こりうるし、実際に起こっているのです。

平均寿命が延びるにつれ、今では認知的にも身体的にも元気なままで年をとる人が多くなりました。このような人たちは模範として尊敬できるばかりでなく、実際にどうしたら元気でいられるのかを調べるための研究対象になるのです。「単に年だからと負けを認めたり、年齢のために何かをあきらめたりはしないぞ」と思う人がだんだん多くなっています。また、科学もそのような人をますます応援しています。

たとえば、年をとっても絶頂期を維持できるかを調べて、その方法を探るという研究分野が拡大しています。それまでは、人生のある時点で何らかの高みに到達した人は、ほとんどが運と生まれがよかったからで、努力はほんの一部しか寄与していないと考えられていたことがありました。しかし、**成功し続けるには生まれながらの天才的な素質はあまり関係なく、チャーネスらがいう「計画的訓練」が関係しているという研究結果が出ています。**この種の訓練は、ある技能を徹底的に繰り返し、失敗に細心の注意を払うのに専念することで、どの年代にも役立つ極めて重要な練習の一種なのです。

ストレスをうまく処理できると、脳にいい影響が出る

また、「年をとるにつれて、必要に応じて能力の低下を補うコツをどのように身につけるか」を明らかにしている研究もあります。

野球界で最高レベルのピッチャーの多くは、選手になりたてのころは速球投手として150キロ超の剛速球に頼って、魔法のような活躍をしていました。しかし、年を経るにつれて速球にもキレがなくなると、自らを適応させ、カーブやスライダー、その他の変化

球といった、速球とは違った球種を完全にマスターして第一線にあり続けるのです。このように、才能がある投手はその策略を用いて、第一線の座をキープし続けます。まさに、中年脳にも同じことがいえるのです。

ポーランドの著名なピアニストであるアルトゥール・ルービンシュタインでさえも、年をとるにつれて新しいコツを採り入れました。ルービンシュタインは、難しい楽句の前になると弾く速度を遅くして、年齢に伴って遅くなった手の動きを補いました。チャーネスは、この速度の違いが「より印象的な対比になっているんですよ」といいます。

そして、このような熟練の技能がほとんどの場合、とくに重層化された現代の世界で自然に蓄積されるのです。課題の多い環境で生活したり生計を立てたりするといった「生き残り」行為をしているだけでも頭が痛くなるというのに、頭の中ではそういった行為が脳を強化しています。心理学者のシェリー・ウィリスはこういいます。

「**とくに仕事に関して人生経験がより豊富になるため、青年期より中年期のほうが、成果がはるかに上がります。**より論理的で筋の通った考え方ができるようになるからです。仕事環境は学生時代よりハードにもかかわらずです。それに、脳が発達し続けないと考えるほうがおかしいんです。それほど複雑になると、もちろんいわゆるストレスが発生しますが、ストレスを感情的にうまく処理できれば、私たちにもたいへんよい影響があり、また脳のためにもよいでしょう」

中年になると、自分で状況を意のままにコントロールできる

航空管制官のブラッド・バートナーは、個人的には若いころより現在のほうが管制官としてよい仕事ができているのは「間違いない」ときっぱりいいました。

バートナーは航空管制官として30年近く、そのほとんどをシンシナティ郊外の大きな国際空港で働いた後、55歳になった2008年に退職しなければなりませんでした。毎日20キロほどジョギングするマラソンランナーでもあり、中年で退職しなければならないのはあまりに馬鹿げていると考え、定年のない近所の小さな民間の空港で働き続けようと思っています。彼は、自分の脳にどのような欠陥があるかをスラスラと答えました。

「今は明らかに記憶に問題がありますね。若いころは飛行機が進入してくるいろいろな高度を全部頭の中に入れておけましたよ、一度に30機ぐらい来ても。でも、今はもう無理ですね。書き留めておかないと。でもね、いつだって本当はそうするべきで、たぶんそのほうが安全なんですよ。万一私が発作を起こして倒れたとしても、丁寧に書き留めているから誰かが代わりに来ても飛行機の位置が全部確認できるんです」

バートナーはときどき、集中するのが以前より難しくなったと思うことがあります。

「以前より注意が散漫になりやすくなったなと思いますよ。でも、それはわかってるし、

変えようともしています」

このような心配事があってもパートナーは、20代はおろか30代のはじめのころよりも、50代のほうがはるかに安全な管制作業ができていると強調します。

ニール・チャーネスがいうように、速度という点では予測可能な低下がかなり見られるものの、全般的な能力で年長者は若者と同じくらいの仕事ができるという単純な事実は、他の能力がいかに重要かを示す証拠なのです。

詩人である私の友人がいったように、パートナーも最近になってやっと**「バラバラだったカケラがまとまってきた」**と思えるようになったことで、よりよい仕事ができるのだと気づきました。

「今では何か事態が発生する前に予測できるようになり、いつも代替案があります。激しい雷雨があると、第一案がうまくいかなかったらどうすればよいかわかります。以前との大きな違いは、状況に振り回されるのではなく、自分自身が状況を意のままにコントロールしていることです。全体の状況を考えてみると、物事がうまくはまっているんです」

03

若いときに見つからなかった「輝く場所」

▼悪い側面を避け、よい方向に集中する

年をとるほど「楽観的」になる

実際に、中年期に入るころになると、人はよりバラ色の世界観を選ぶようになる、つまり、より楽観的になると科学者は見ています。

これはもちろん今まで想像されてきたこととは違います。私たちの多くは中年になることに恐れを感じながら大人になります。アメリカの作家ジョン・アップダイクが小説『走れウサギ』（白水社）で、主人公のかわいそうな「ウサギ」という男が中年になるにつれ、幻滅に向かって落ちていく話をこのように描写しています。

「彼の青春は弱々しく、どことなく活気がなくひねくれたもので……彼の腰回りは太く、用心深く猫背になっていて……弱さを示している。今にも無名の人にならんとする弱さのしるしである」

でも、じつは感情がネガティブになるのではなく、逆にポジティブに向かうことがわかってきました。**事実、私たちの脳は年をとるにつれてより楽観的になるようにできているの**です。

これは革命的な観点です。私がカリフォルニア大学サンタクルーズ校教授（当時。現在は南カリフォルニア大学）のマラ・メイサーに会いに行ったのは、まさにこの観点についての話を聞くためでした。認知心理学者のメイサーはすらりとして、背が低く、スポーツ選手タイプの、情熱に満ちた人です。

私が最初に会ったとき彼女は34歳で、中年期の憂うつに決して触れていなかったように思われました。「そういう気分はわかりませんね。たぶん運がよかったんでしょう」とメイサーはいったように。けれども、その後、彼女はこういいました。

「加齢についてはよい観点を得るに至りました。私の祖母は楽しくて、活発で、社交的で、外向的な性格でした。プリンストンで育ったころ、曾祖父が私たちを訪ねてきたんです。当時、曾祖父は100歳でしたが、元気で、ちょっと驚きましたよ。中年になったらいろいろと失うものが多いと思っていましたからね。友人が亡くなったり、親が病気になったりしますから、私たちの感情がポジティブになるなんて考えられませんが、それでもよくなるんです」

私自身、この考えは最初、奇妙というもの以上に思えました。中年期の真っただ中にあって、上機嫌という言葉は、はじめには浮かびませんでした。それどころか、「ストレスが溜まってまいっている」というのが中年に関するより適切な描写でしょう。私が「中年は感情がポジティブ」という話をすると、ほとんどの場合、疑いの目で見られました。しかし、徐々にではありますが確実に疑いに代わる考えも出てきました。

50代後半で有名雑誌のライターである1人の女性は、つっけんどんな10代や認知症の初期の兆候がある母親がいて、こんなに忙しかったことはないといいます。しかし、彼女も近ごろ何か新しいことに気づいたそうです。理由は何にせよ、人生の否定的な面にはあまり集中しなくなり、こういっています。

「周りで起こっている悪いことやその日にあった嫌なこと、母親の病気のことはわかっているんだけど、そういうことにあまり負けないようになったの」

中年以降、否定的なことを強調しなくなる

中年以降の人たちが感じている満足感は、今まで散々いわれてきたイメージとはまったく一致しません。「中年の危機」や「空の巣症候群」は本当にあるのでしょうか。

現状を理解するには、この場合も脳の内部にある、とくに**「扁桃体《へんとうたい》」**と呼ばれる脳内の

奥深くにある細長い小片部のことを調べなければなりません。

扁桃体は脳の原始的な部分で、小さなものです。脳の両側にひとつずつ、合わせて2つあります。ちなみに、英語の"amygdala"はラテン語の「アーモンド」、漢字で「扁桃」の意味で、これはその形状と大きさから名づけられています。

扁桃体はあなたの身体の「防衛省」です。飛行機の乗客に怖そうな人を見つけたら、自分の仕事について上司に相談しなければならないと思ったら、さらに子どもとセックスについて話そうと思ったら、**扁桃体が活動をはじめて、「闘争か逃走か」つまり、立ち向かうか逃げるかの重要な判断するように身体の他の部分を興奮させます。**

暴れ狂うライオンから古代の人間を逃げさせた、この非常に古い警告システムが現代の中年脳の中でどんな働きをしているのでしょうか。

以前、認知心理学者のマラ・メイサーはこの謎を発見する研究をはじめました。スタンフォード大学の心理学者ローラ・カーステンセンと、現在はマサチューセッツ工科大学の脳画像研究所の所長である神経科学者ジョン・カブリエリの協力を得て、メイサーらは若者と年長者の扁桃体をスキャンして、**年をとると扁桃体の否定的な物事に対する反応が、実際、非常に直線的に低下することを発見しました。**

この研究で何度となく、メイサーらは年長者に否定的な観点を持たせようとしたのです。

脳スキャナーに横たわっている間、肯定的な反応を引き出すものとして知られているごく普通の風景、たとえば、子犬や砂浜で遊ぶ子どもたちの写真と、否定的な反応の引き金となる風景、たとえば、ピザの上ではい回るゴキブリ、墓のそばに立っている人々の写真を被験者に提示しました。

結果、年長者では肯定的な反応のほうが優位であるという結果が繰り返し見られました。年をとると、扁桃体は否定的な刺激への反応がどんどん低下していくのです。そして、扁桃体はほとんどの場合、否定的な刺激に反応するようになっているので、この結果は異常でした。ガブリエリでさえも、信じざるを得ないこの結果の説得力に驚いた、といいます。

ここで覚えておくべきは、被験者が見ているものを意識するよりずっと前に扁桃体に変化が発生することを、脳スキャンが検出していたことです。本当に、被験者は自分の脳が何をしているのかをまったく知りませんでした。

ガブリエリは「私たちは知覚の瞬間を確認しています」といいます。彼らはこの研究で、脳は自動的に、意識される前に肯定的なことを強調し、否定的なことは排除しはじめることがわかったとしています。

年をとると感情はより強くなる

これまで、単純に考えられていたのは、年をとると身体が鈍くなりはじめ、感情もそれを追いかけるようにして、年を経るにつれて弱まるということでした。ある部分ではこのような考えは科学者の間でも支配的でした。

しかし、脳について知っていると思っていた多くのことと同じく、これも間違いだったのです。加齢の本格的な研究がはじまってからわずか数十年しか経っていませんが、研究が盛んに行なわれはじめたころ、それまでの考えとはまったく逆だとわかってきました。年をとるにつれ、事実をどれだけ思い出せるかなど他の領域の能力よりも、感情ははるかに強固でもあるのです。たとえば、**年をとると、ある日に実際に起こった出来事（雨が降っていた）よりも、その日に自分が抱いていた感情（悲しかった）のほうが正確に指摘しやすくなります。**

さらにその研究では、これまで抱いていた強いイメージを覆す発見があったのです。感情が強く残るのであれば、最も強いのは否定的なものだろうと考えられていました。加齢研究のはじめのころは、前にも述べたように、ほとんどすべてが老人ホームでの研究に基づくもので、当然のことながら、不機嫌な人がかなりいたのです。

運よく、メイサーが研究をはじめるとき、こういった場所で調査することは考えもしませんでした。彼女はより柔軟な考えの持ち主でした。彼女は博士課程後の研究のためにスタンフォード大学に来たとき、ローラ・カーステンセンが自分と同じほど柔軟な考えを持っているだけでなく、年をとるにつれて脳がどのように動くのかについて長年信じられてきた考えを覆すのにずっと深くかかわっていたことを知りました。メイサーはこういいました。「私がスタンフォードに来ると、ローラは加齢について素晴らしい研究をたくさん行なっていて、私は記憶に興味があったので、協力はごく自然なことだと思ったんです」

私が最初にカーステンセンに会ったとき、彼女が科学的革命を起こした人だとは到底考えられませんでした。スタンフォード大学の気品ある教員用の食堂で昼食をともにするのに最初に会ったとき、彼女は白い前髪を額に垂らしていて、どこから見てもまじめな大学教授然としていました。しかし、これは彼女の全体像ではなかったのです。

カーステンセンと知り合い、これまでとは違う新しい視点から問題に取り組むという直感を評価するようになるにつれ、私は彼女のことを科学界に革命を起こすチェ・ゲバラのようだと思うようになりました。彼女は、自身の言葉を借りれば「加齢の本質を変える」と決心していたのです。

カーステンセンは21歳のとき、自動車事故に遭って足を骨折し、骨盤を骨折したおばあさんたちと一緒にリハビリセンターで何か月もすごすはめになりました。そして、この場所で「反乱の種」が蒔かれたのです。彼女がまだ若くて退屈しているのを見て、センターの職員はカーステンセンを、年配の女性たちの見張り役にしました。そこで、何か月か経つうちに、その女性の中に健康を回復した人としなかった人がいることに気づいたのです。「とても多くの人が、貯金が底をついて家族もいなくて1人だったので、家を売ってそのお金を自分の介護に充てていたんです。でも、そうでない人は訪ねてくる家族がたくさんいて、自分の家族の女家長として元気でやっていました。そういう人を見て、年をとるというのは、単に生物学的過程のことではないのではないかと疑問を持つようになったんです。生物学的ではあるんですが、環境や社会的背景、感情にさえも関係していると」

カーステンセンはリハビリセンターで見たことに次第に興味を持つようになり、時を同じくして父親が持ち帰ってきた近所の大学の心理学講座のテープを聞いて、すっかり魅せられてしまいました。当時のことをこう話しています。

「医学を勉強するつもりはなく、ただ加齢の生物学が知りたいだけでもありませんでした。それよりも、生物学と社会的影響が相互にどうかかわるのかを知りたかったんです」

スタンフォードに来て、カーステンセンは自らが描いたことにしたがって研究をはじめました。加齢と感情の相互関係に関して次々と研究を行ない、実際はどうなのかを調べました。

彼女はまず、「記憶」について取り組みました。2003年、カーステンセンはメイサーとカリフォルニア大学アーバイン校の心理学者スーザン・タークチャールズと共同で研究結果を発表しましたが、その内容は大きな影響を与えました。その結果、人は中年期のはじめである41歳ぐらいから、肯定的な画像（笑っている赤ん坊）のほうが否定的な画像（流出した油が絡まったアヒル）よりもよく思い出されることを発見しました。これを、80歳までを対象に試験し、この変化はその先何年も続くという結果も得られました。そして、この結果は男女に等しく、会社員でも配管工でも当てはまり、人種を超えて一貫して見られるということがわかったのです。

カーステンセンは、**「年長者は記憶と注目という点で、否定的な事柄より肯定的な事柄を好むということが明らかになりました」**といいます。

今回の研究結果のヒントは、じつはこの研究以前にも見られました。たとえば、より小規模な研究でも、年をとるにつれて日常生活のより肯定的な面を記憶し、報告することが明らかになりました。アパートの一室の写真を見せた後にその部屋についての質問をすると、年長者は「クローゼットがずいぶん狭いようでした」と答えるよりも、まずは「あ、とてもいい台所がありました」と答える傾向にあります。**年をとると、日常で起こった悪いことをあまり報告しなくなるのです。そして、やっかいなことがひとつ起こっただけでは、その日全体を悪い日だったと呼ぶことがはるかに少なくなります。**

ただし、チャールズは「若い人が物事を肯定的に見ないというわけではありません」といいます。そして次のように解説してくれました。

「ただ、若い人は否定的な反応がすぐに出る状態にあるんです。年長者に1日がどうだったかを尋ねると、だいたいが『あぁ、いい日でしたよ』と答え、何か悪いことが起きたかと聞くと、なかったという答えが返ってくることがかなり多いんです。しかし、若い人ではその反対に、『あぁ、ほんとにひどい1日だったなぁ。親と大ゲンカしちゃって』という答えが返ってくることがかなり多いんです」

年をとると否定的な情報に強く対応できる

年をとるにつれて、人生のよい面をこのように強調するようになるのはなぜでしょうか。カーステンセンはまさにこの疑問を自分自身に問いかけました。熟考し、文献を詳しく調べ、パイオニア的な研究をさらに行なった後、彼女はこのような答えに落ち着きました。それは、この変化は加齢そのものに由来するので、年をとると現れるのだと。

カーステンセンは2003年の研究「Aging and Emotional Memory: The Forgettable Nature of Negative Images for Older Adults（加齢および情動記憶：年長の成人における否定的イメージの忘却の性質）」で、次のように述べています。

「われわれの研究チームは数十人の年長者に、感情をどのように制御しているか、とくに人生で困難に当たった時期のことを尋ねました。彼らは決まって、『問題や心配についてなるべく考えないようにしています』と答えます。最初、この答えは年長者がどのように感情を制御しているかについて、ほとんど何も示唆していないと思われました。しかし、誰もが一貫してこのような答えを返すので、肯定的な情報と否定的な情報の処理方法が、年齢と関連しているかもしれないという可能性に立ち戻ったのです」

結論は簡単には得られませんでしたが、当初の疑問を考えられる限り、あらゆる角度から見た多くの研究に基づいたものを試みました。

たとえば、その中のひとつでカーステンセンは、否定的な事項をうまく覚えられないのは、単にそれをまったく無視しているからではないだろうかと考えました。しかし、それが理由ではありませんでした。代わりに彼女たちが発見したのは、年長者にひとつずつ画像を提示すると、若い人と同じく、否定的な画像を肯定的な画像よりも長い間見ているということです。

そして、カーステンセンとそのチームは「選択」という行為に的を絞って、興味をそそる別のヒントを見つけました。中年期では否定的な情報を無視しませんが、肯定的か否定的かの選択の機会が与えられると、悪いほうよりもよいほうに注目することを選ぶことがわかりました。たとえば、**中年は不幸せそうな顔よりも幸せそうな顔のほうが細かい点を見分ける速度がはるかに速いのです。**

これは、否定的な画像が年をとるにつれて単に処理しにくくなって、もし選択できるのなら、おそらく気力がないので幸せそうな画像のほうに向いてしまうのではないかとも考えられますが、全然違います。チャールズがいうように、否定的な情報は「はるかに強力」で、脳が識別し処理するのがはるかに簡単なのです。努力がより必要なのは、実際には、肯定的な情報に集中するほうです。

チャールズは、「論文などでは否定的な情報がどれほど強力かが非常に明らかになっています。ラットを対象とした研究でも、たった1回まずいエサを与えただけでも、その場所やそのエサを避けるんです。たった一度の悪い経験でも学習してしまいます」といいます。さらにこう続けます。

「それは人間でも同じです。たとえば、4人の友人に会って、4人とも『あら、それ、いいドレスね』といったとします。その後、別の友人に会って、その人は『あら、あなた、ほんとに太ったわね』といいました。さて、私はどちらの意見を覚えていると思いますか。それに、夫婦間でも、自分が幸せな結婚をしていると考えるに至るまでには、相手に対する否定的な意見ひとつに対して5つの肯定的な意見が必要だという研究結果が出ています。否定的な意見ひとつに対してたった2つしか肯定的な意見がないと、否定的な意見が肯定的な意見を払拭してしまい、関係が悪いと考えます。本当ですよ、否定的な情報のほうが肯定的な情報よりずっとずっと強力なんです」

ということは、中年期でさえも、脳は周りに起こった悪いことを登録するのです。

研究者は、否定的な情報や脅威的な情報に反応する脳の部分、つまり扁桃体がおそらく単純に機能しなくなりはじめて、否定的なメッセージがどれほど強力でも、その部分が以前ほど強く登録しない可能性が高いと述べています。

しかし、メイサーはさらなる研究で、年をとっても私たちの脳は脅威に対してそれまでと同じほどしっかりと反応することを見つけました。これは、年をとっても扁桃体が何とか持ちこたえているという明白なしるしです。

「人生の残り時間」を自覚することでもたらされるもの

カーステンセンとそのチームが**「積極性効果」**と呼ぶ、年をとるにつれて肯定的な情報に集中することが多くなるという結果は、なぜ起こるのでしょうか。最終的に、研究者はただひとつの本質的な答えに落ち着いています。それは**脳が、自らがそうしたいから、年をとるにつれて肯定的な情報により集中する**のだということです。この答えは意識していなくも、自らの目的に進んで人生を歩んでいるといえます。

それに、これは肯定的から最も遠い概念である「死」に関係している可能性が高いためです。カーステンセンの考えるところでは、人は年をとるにつれて人生の残り時間が少ないことをより意識するようになります。そのため、**感情の安定性を保つのがより重要にな**

ると感情を安定させる方法のひとつとして、悪いことを避けつつよいことに集中するのです。そして、無意識のうちに、注意力と記憶の両方をその目的に合うように操作します。

若いころは否定的な情報が最優先です。何を警戒すべきかなど、否定的な情報を学習する必要があります。しかし、中年期までには確実に警戒すべきことについての知識をすでに多く持っています。その時点には、あれやこれやの欠陥をごまかすことを選び、感情をコントロールするという最も重要なことに集中するのでしょう。それは感情のコントロールが必要で、コントロールしたいからするのです。カーステンセンはこういいます。

「時間に対する観点は、人間の動機と目標を構築する支配的な力です。人間は意識的にせよ無意識にせよ、人生の残り時間を自覚していて、『時間に限りがある』という知覚が人生の感情的に有意義な面に意識を向けさせます。健康な青年のように、時間に限りがないと認識していると、情報を得ることを中心に、目標に向かって努力したり、それに関連した動機を持ち続けたりします。目新しい物事に価値を見出し、視野を広げることに精力を注ぎます。対照的に、時間に限りがあると認識すると、感情的な経験が優位になります」

カーステンセンはさらにつけ加えます。

「若いときは否定的なことに順応します。否定的な情報が単に価値がより高いと感じているからです。しかし、年をとるにつれて、変化が起こります。そして、この変化が感情をコントロールするのに役立っているのだと考えられます。ボーッと座り込んで『否定的なことに集中なんてしないよ』というわけではありません。これは意識的ではないんです。でも、完全に潜在意識下でもありません。役に立つのでそのようにするという、動機づけのある選択だといえましょう」

周りに世話好きな人がいると長生きできる

これは中年が何か「おめでたい」霧の中にいるという意味ではないのです。あなたやあなたの大切な人が大きな挫折をしていたり、病気だったり、うつに苦しんでいたら、自分が何歳であってもとても陽気ではいられないでしょう。

しかし、研究結果は非常に一貫しています。**「中年脳」は信じられないほど人生のことに熱心で積極的で、よい面を見ようとします。**これは脳が持つ最も大きな利点のひとつです。そのほうが人類という種として全般にうまくいくので、事態を前向きにとらえる性質が進化したのでしょう。

ときどき「おばあさん仮説」と呼ばれる、有名な説があります。この説は、**集団の中に世話好きのおばあさんがいると、その集団に属する人間や類人猿は長生きする、**というものです。カーステンセンは、物事を明るく見るおばあさんがグループに繁栄と生存の大きな力を与えているのだと、次のように解釈しています。

「年をとるにつれて落ち着いていて肯定的であることが強い役割を持ちます。年長者がそのようであれば、集団がまとまるのに役に立ちます。年長者が強い否定的な反応をすると、反応がすばやすぎて怒りの度合いが強すぎて、こうした反応は役に立たないんです。でも、世話好きで集団に愛情を感じているおばあさんがいると、たぶん集団全体が長生きします。自分を落ち着かせる扁桃体をそのおばあさんが持っていれば、全員が有利になるでしょう。これは生存に役立つ認知力ですね」

感情は前頭皮質からコントロールされる

中年期の感情の変化が、扁桃体以外の脳の部分に関連しているというヒントもあります。とくに、額の内側にある「前頭皮質《ぜんとうひしつ》」という領域がそれで、大きく発達していて、集中したいことに集中できるのはこの部分の働きによるものです。

メイサーは、もうひとつの巧妙な実験で、年長者の注意をそらすと、肯定的なことを強調しなくなることを発見しました。これは、注意をそらすものを処理する脳の部分である前頭皮質自体が注意をそらされ、年長者がある程度そうしたいと思っていても、自分自身の注意を肯定的なものに向けられなかったことを意味します。

他の脳スキャン研究もこのことをより詳しく示しています。コーネル大学のジョセフ・ミケルスは、人生の肯定的な面を最も強調する年長の成人は、前頭皮質、とくに感情のコントロールに関連している眼窩《がんか》前頭皮質と呼ばれる部分を最もよく使っていることを発見しました。扁桃体は自然とこれができるのかもしれませんが、できない場合は、健康な前頭皮質が代わって確実にその働きをします。ミケルスにとって「積極性効果が実際に調節している」という確信的な証拠になっています。この考えをミケルス自身は次のように認めています。

「学生の中にはこれを信じない者がいて、『私の祖母は私が知る限りいちばん不機嫌な人ですよ』といいます。でも、さらに尋ねると、たしかに祖母は寂しいんだ、だからなんだ、といいます」

しかし、**健康と生活状況がよければ、徐々に明るい視点を獲得します。**なぜなら、脳の構造と傾向が明るい方向に向かわせはじめるからです。さらにミケルスはつけ加えます。

「これは年長の成人が色眼鏡をかけていることからくるものではなく、**肯定的なものに集中し、否定的なものから目を背けるという、脳が活性化し調整する脳の機能なのです。**私たちはこれをある程度故意に行なっています。感情をコントロールする能力は年をとるとともに強くなります。これは『中年脳』についての素晴らしい研究結果のひとつです」

04

中年脳に備わる「経験」「判断」「知恵」

▼パターンを見つけ概念化するのがうまくなる

お金に関する判断力は50代が最適

以前、「中年脳についての本を書いている」と友人に話したときのことです。話題は、家にいる若い娘たちの脳についてでした。3人の娘、それも3人とも青年期の少女の母親として、知りたいのはただひとつ。**中年になると判断力は向上するのかどうか**です。

その答えはイエスです。そして、そのような見識は脳の生物学に根差しています。今では、年齢とともに発達した判断力が脳内で成長するのを見出し、さらに監視することもできます。悪人を見抜いたり、人生の道を間違えずに進んだりするのに役立つ脳内のつながりがより強くなり、そのつながりは中年で最も強くなる可能性があるというのです。

ノースカロライナ州立大学の心理学者トーマス・ヘスは、彼が「社会的熟練（ソーシャル・

エクスパティーズ）」と呼ぶ心理現象についての研究を数々行なってきました。**他人の真の性格を判断するのが若者よりはるかにうまいのが中年であり、それと同時にそのような判断を行なうのに十分長く生きている中年期でピークになる**ということを発見しました。

年をとるにつれ、他人に対するそのように微妙な評価も簡単になり、その正確さも増すのです。そして、中年期までには、実世界で実際に人々と交わる経験が若者より何年も多くなるだけでなく、人間社会を渡り歩くのに主に使われる脳細胞が並外れて長持ちすることがわかりました。

脳スキャン研究の結果は、感情のコントロールにより深くかかわっている前頭皮質の一部は、年数を経ても脳の他の部分よりも委縮が遅いことを明らかにしています。感情をよりよくコントロールでき、精神的に優れた能力を持ち、人生経験を積んでいるというのが混じり合って、正しい判断ができるようになっているのです。ヘスはこういいます。

「個人の感情と社会との関連についての情報を処理するのにかかわっていると思われる脳の一部の領域は、脳の他の部分に比べてニューロンの損失が相対的に少ないことを示しています。個人が人生をすごしていく中で、他人と交流し、人がなぜそのように振る舞うかについての文化に基づく知識を獲得します」

さらにヘスは、「中年の成人が最も熟練していると思われるのは、中年期が機能的に最適な時期だという考えと一致しています。基本的な認知能力はまだ比較的高く、経験の量はかなりあります。ですから、中年は日常の環境で高いレベルで機能するのです」とつけ加えました。

ここでいう「日常の環境」には広範囲の活動が含まれます。たとえば、ハーバード大学のデヴィッド・ライブソンは、「神経経済学」という新興の分野で素晴らしい研究を行なっています。この分野は、お金に関する判断を行なうのに脳がどう使われているのかを研究するもので、彼も中年期でこのような判断に最も熟達することを発見しています。

ライブソンは、住宅ローンや利率といった財産の複雑な問題に直面した場合、中年は最も適切な選択を行なうことを明らかにしました。世界各地で行なった研究で、40歳くらいから65歳の人々は財政的決断がもたらす結果を苦もなく把握でき、全般的によりよい判断をすることを見出したのです。

実際に、ライブソンは最適な判断ができる時期の頂点を正確に指摘しています。ライブソンの研究によれば、**「個人的な経済的問題について最適な判断を使えるのは50代で、この時期が経済的判断のスイートスポット（最適打球点）のようです」**といいます。

中年に備わる「知恵」とは何なのか？

では、このスイートスポットとは具体的に何なのでしょうか。「判断」か、「社会的経験」

か、それとも、いわゆる「知恵」でしょうか。

「知恵」という概念は、おそらく加齢についての表現で最も陳腐なものですが、それには深い根があります。「知恵」は文学、とくに聖書で頻繁に取り上げられ、愛情と知性が混ざった特別なものとして表現されています。ほとんどの神経科学者はこの概念に疑いを持って見ています。今でも、この概念について声高に主張する人は一部に重なりはあるものの、いくつかの立場に分かれます。

ある立場では、知恵の重要性は心の平静にあるとしています。これはアメリカの哲学者・心理学者であるウィリアム・ジェームズが1890年に発表した、「知恵とは何に目をつぶるかを知る術《すべ》である」という名言に端を発するものです。中年期での何かに目をつぶったり口を閉ざしたりする能力、つまり中年の知恵に焦点を当てた科学的研究は多くありません。ジェームズの考えは、感情のコントロールが年をとるにつれて強まるというローラ・カーステンセンとマラ・メイサーの研究結果と奇妙な類似点があります。

年をとると、複雑な感情を示すことがより多くなり、この特性は有利に働きます。スーザン・ターク・チャールズの研究によると、たとえば『パパ』（原題『The Great Santini』）という映画でアフリカ系アメリカ人の舌足らずの話し方を白人が馬鹿にするとか、『The Curse of the Working Class』という短編映画で夫が妻を怒鳴りつけて殴るといった、あからさまに不当な仕打ちを受けているシーンを見ると、若者は怒りの反応のみを示しますが、年長者は怒りと悲しみの両方の反応を示します。

外界に対してこのように複雑に、微妙に反応することは反応速度を低下させ、その結果、衝動的な行動を制限します。この制限は個人のみでなく集団としても生き残るのに役立つ可能性があります。中年脳がよりよく機能する理由として、チャールズはこう説明します。

「もし感情がひとつしかないのなら、行動は簡単です。サバンナにいてライオンが追いかけてきたら、その場から逃げるのにすばやい行動が役立つかもしれません。しかし、複雑な環境ではゆっくりと行動すること、考え直すのがよいこともあります」

最も賢明だったのは65歳前後だった

科学者の間でさえも、「知恵」の探求は長い歴史があり、純粋な生物学には収まりません。初期の寿命研究で最も有名な科学者の1人であるポール・バルテスは、数年前に亡くなる前には、ベルリンのマックス・プランク進化人類学研究所という非常に高い評価を受けている研究機関の所長でした。バルテスは知恵の基礎的要素を科学的に分析する可能性に魅せられ、後に「ベルリン知恵プロジェクト」として知られるようになった研究に長年を費やしました。

このプロジェクトでは知恵をあらゆる角度から探求しました。たとえば、「知恵」という言葉が使われている「ニーバーの祈り」のような格言の研究も含まれます。この内容は次のようなものです。

「神よ、変えることのできるものについて、それを変えるだけの勇気をわれらに与えたまえ。変えることのできないものについては、それを受け入れるだけの冷静さを与えたまえ。そして、変えることのできるものと、変えることのできないものとを、識別する知恵を与えたまえ」（訳：大木英夫）

最終的には、バルテスらは人生の選択について一連の仮定的な質問を定め、これらの質問への正しい答えが、自分たちが「知恵」に相当すると考えているものだとしました。答えはそのほとんどが、変化しやすい状況を考慮する、つまり、まとまりのない大局を見る能力に基づいています。たとえば、次のような質問があるとします。

「シカゴへ行く最もよい方法は何ですか？」

単なる思いつきであれば、「飛行機に乗ることです」というように即座に答えるでしょう。しかし、人数は少ないですが、人によっては時間をかけてさまざまな状況や、考えるのが面倒になるような事態も考慮して、可能性を絞るためにさらにこんな質問をするでしょう。

「あのー、何人で行くんですか？　着くまでに何時間ぐらいかかっていいんですか？　費用はいくらぐらいかけられますか？　何日ぐらい滞在しますか？」

このような仮定的な質問は一見すると単純なようですが、日常生活で脳が行なっている複雑な動きを示しているといえます。バルテスの考えるところでは、状況のさまざまな分岐を考慮するとは、慎重で、長期的で、賢明な観点を脳が持っていることを意味します。

バルテスらは長年このような試験を行ない、質問の成績がたいへんよかった人たち、つまりバルテスらの独自の定義でいう**「最も賢明」だった人たちは65歳前後である**と判断しました。そして、このピークは、中年期に知恵を高いままに保持する「水平状態」をかなり長い間たどった後に到達するものだと考えられています。

他人を気遣える人は脳が育つ

バルテスの足跡をたどって、最近、フロリダ大学ゲインズビル校の社会学教授モニカ・アーデルトは、実世界に取り組む能力によって、人がどれほど賢いかを決めるという興味深い尺度を作りました。

アーデルトは、**人間の「知恵」について、「認知」「熟考」「情緒」の3つの面でいかにうまく行動できるかを測定しています。**「認知」とは、彼女の説明では、「真実を知りたいと思うこと、また物事の白黒だけでなく灰色にも注目できる能力」、そして「人生で何が起こるか予測できない中、重要な決定をできる能力」です。「熟考」とは、「物事の他の面を見ることができ、また見ようとする能力」、「情緒」とは、「他人に共感し、同情する度合い」です。

アーデルトは自分の尺度の結果を別の研究結果に照らし合わせています。その研究とは、40年にわたって150人の男性を追跡しているハーバード大学の研究データです。アーデルトは自分の研究結果を精査している最中ですが、私に語ったところでは、中年期と老年期において、彼女が考案した3つの知恵測定面のうち2つの面での高得点と、ハーバード大学の研究に見られる特定の性格との間に明確な相関関係があることがわかりました。

これは8人の参加者を長期間にわたって調べた詳細な研究です。知恵の程度を予測する最も決定的な要因は、参加者の利己的な性質の度合いでした。アーデルトの測定でもハーバード大学の研究でも、**自分以外のことに集中する人が最も賢かった**ということがわかったのです。このことはもちろん何世紀もの間、伝えられてきたものの、たびたび無視されてきたメッセージです。アーデルトはこうもいいました。

「これは本当に顕著でした。高 - 高という成績だった人、つまり50歳と80歳で『賢い』と判断された人は、利己的性質の度合いが非常に低かったんです。賢い人とは他人を気遣うことができる人、何らかの形で自分を差し置いて考える人です。そして、**自分自身のことばかりを考えている人、社会での自分の地位をいつも気にしている人は、知恵を尺度とした成績が非常に悪かったんです**」

アーデルトは、そのような知恵は、時間とともに物事の見方が広くなっていくことに直接関係していると考えています。彼女がいう通り、たしかに、世の中には「年をとっても賢くならない人はたくさん」います。知恵は自然に発達するとは限りません。それに、私たちが住んでいる社会では、無私の人々（人に教えたり、人を世話する人々）が報われず、その代わり、自分の利益を中心に考える人々（たとえば、単に金儲けのためだけに金を求める人々）を称賛します。彼女は少々悲しげに「知恵をもっと大切に育てていける社会だといいですね」といいました。

中年脳はパターンを見つけて概念化するのがうまくなる

保守的な神経科学者たちは、このような議論を感傷的で馬鹿げた考えだとみなしてきました。しかし、そのような流れも急激に変化しています。研究者の中には、いわゆる知恵を脳の構造や働きの奥深くに見出しています。そして、中年真っただ中の脳にもそれが見出されます。とくに、多くの研究者は、パターンを認識し、起こりそうな出来事を予想するために状況を先読みし、そのような状況に対して適切に行動をとる能力が、年をとるにつれて高くなることを知恵だと考えています。

「熟練」の研究をしているニール・チャーネスは、次のように述べています。

「人間の脳はパターン認識にずば抜けて優れているんです。人は無駄に『ホモ・サピエンス・サピエンス』、つまり『知恵のある人』と呼ばれているわけではありません。**今起こっていることを評価し、どんな行動を取れば一番有望か、そして何億ものパターンを使ってその進行を導いています**」

マサチューセッツ工科大学の神経科学者ジョン・ガブリエリは、人間に特徴的なこの才能を理解するのに、リンゴのような単純なことにたとえるとわかりやすいといいます。

リンゴは、紙の上に線画として描かれていても紫色に塗られていても、大きくかじられた跡があっても、リンゴとして認識されます。これは、脳がそのようにできているからです。紙の上に描かれていたり、かじった跡があったりするリンゴは標準的なリンゴに見えないかもしれませんが、脳は、長年にわたって作ったつながりによって、わずかにしか似ていないパターンでも認識するのが得意で、そこから適切な結論を引き出すのです。

数々の研究で、状況についてあらかじめ何らかの情報を知っている場合、また、その状況の中に以前見たことがあるパターンの一部でも認識できる場合は、状況をよりよく処理できることがわかっています。いずれの場合も、若者の脳よりも中年脳のほうでその可能性が高いと考えられます。ガブリエリは、「脳がパターンをうまく認識できる能力はびっくりするほどです。とくに中年でわずかに低下するものの、つながりを見るというこの能力は大きく向上するのです」といいます。

平たくいうと、**物事にパターンを見出すことができ、その陰に潜んだ概念をいともたやすく理解できるのです。**ニューヨーク大学医学部の神経学教授エルコノン・ゴールドバーグは、脳内で確立されたこういったパターンを**「認知パターン」**と呼び、年長者の脳にこの隠れた能力があって、人生での問題を予期し、問題をうまくすり抜けられると考えます。

つい先ごろ、当時57歳という「成熟した中年」のゴールドバーグは、自分の脳を鑑定したところ、結果はかなり良好でした。たしかに、ゴールドバーグはその著書『老いて賢くなる脳』(日本放送出版協会)で、激しい知的トレーニングでは悪戦苦闘するかもしれないが、ある種の「知的マジック」の能力がだんだんついてきたことを感じはじめていると書いています。ゴールドバーグは次のようなことを述べています。

「私の頭の中で、今までには起こっていなかった何か奇妙なことが起きている。たびたび、傍目にはたいへん難しいと思われる問題に直面すると、頭痛を起こすような知的計算がなぜか回避され、まるで魔法のように、そういう計算が不要な状態になる。解決策が何の苦もなく、流れるように、一見すると自然に湧き出るように出てくる。私の能力の中に、即座に、ほとんど不当なほど簡単に解決策を見出せる洞察力があるように思える。もしかすると、これは誰もがほしがる特性なのだろう。これが『知恵』なのだと」

年長者の脳は、新しい情報に直面すると、それを吸収して活用できるようになるのに若い脳よりも時間がかかるでしょう。しかし、すでに知っていることに少しでも（本当にほんの少しでも）関係のある情報に直面すると、「中年脳」はすばやく賢く働いて、パターンに気づき、論理的な最終地点に飛んでいけるのです。

30年以上も医師の仕事をしている私の友人は、今はしばしば状況を即座に評価して、効果的な解決策を簡単に思いつくようになったと次のようにいいます。

「病室に入ると、頭の中にはもういろいろなことが浮かんでいるんです。状況に驚くことはまだありますよ。でも、多くの場合、何か起こるのか予測でき、予測することは、何をすればいいのか、何をするのがいちばんいいのかを考えるのに役立っています」

中年脳は「要旨」をつかみシンプルにすばやく結論に導く

いろいろな意味で、このような意見はいわゆる「直感」や「本能的直観」とたいへんよく似ているように思えます。でも、神経科学者はそのような言葉を使いたがりません。その代わり、「要旨（gist）」という言葉を使います。

広義には、「要旨」とは裏に潜む主要なテーマを理解し、さらにそれを記憶する能力といえます。**中年は全体像をつかむのが上手になるのです。**それは、私たちの脳の働きに本来備わっている性質からくるものだからです。

興味深い一連の研究では、年をとるにつれて、脳を話の本筋とより簡単に結びつけるようになり、それをよりよく記憶できるようになることが示されています。

子どもに、たとえばリンゴ、ナシ、バナナ、ブドウといった果物の名前が書いてあるリストを渡すと、子どもはそのリストを一語一語復唱するのがとても上手です。しかし、中学生になったころから、脳の中であまり使われないつながりを自然に切り離すなど、そのようにして脳を微調整しはじめるためか、個々の単語にはあまり注目せず、その代わりに、ある種のまとまりを見るようになります。

中年になるころには、物事を広く「範疇《はんちゅう》」として簡単に認識するようになります。コーネル大学の神経科学者で、この分野で最も大規模な研究をいくつか行なってきたヴァレリー・レイナはこういいます。

「逐語的記憶は青年期以降に衰えはじめますが、『要旨的記憶』はそのまま維持され、かなり年長になってもその能力は伸び続けます」

この考え方に沿って行なわれたもうひとつの最近の研究では、たとえば医師である私の友人がいうように、経験を積み、ある病気についての医療的判断を下すのが正確になってくると、記憶にある事実を組み立てるというたいへんな努力を伴う過程よりも、要旨、つまり本能的な直感に基づいて判断を下すようになっているといいます。この変化によって、**よりシンプルに、そしてよりすばやく結論に達することができるのです。**レイナは次のように語っています。

「ある話題をよく知っていると、記憶よりも推測をよく使うようになるんですね。それと、推理、判断、決定の性質が変わります。要旨を使ってより効率よく結論に達しますが、詳しい記憶に頼る必要が減ってきます」

ある意味、脳がこのようにできているという考えは革命的です。たとえば広大なサバンナにいて、足元の葉の色のほんのわずかな変化のことだけを考えるような人間に比べて、サバンナ全体から発せられる匂い、雑音、周囲の物の動きといった刺激すべてをすばやくまとめ、全体像を理解する人間は、生存の確率がより高いのは当然でしょう。

現代の世界でも、このような才能は役に立つことがわかります。たとえば、自分に本当に必要な情報をセールスマンが出すことはあまりないのだということを最初から知っていれば、とても役立つでしょう。これは研究に裏づけされていることでもあります。レイナはこうもいいます。

「年をとると、記憶のうち最もよく保持されている部分に頼るのは道理にかなっていますね。その部分に要旨が含まれているからです」

コロンビア大学メールマン公衆衛生学部の学部長で、「加齢」について第一線で長年研究しているリンダ・フリードは、**巨大なキャンバスを見るように全体像を見ることができる能力は想像力をも助長するだろう**といいます。年をとるとまったく異質な糸を結びつけて、ひとつの新しい全体像を作る傾向がますます強くなります。このことについてフリードは次のように述べています。

「年をとるにつれて、客観的な知識や人生経験、それにおそらく直感も引き出すことができるようになり、こういう知識や経験などすべてが統合されて、より創造的になったり、**若いころには解決できなかった複雑な問題を解決できたりするようになるんです。**こういう複雑な問題をはじめから認識するのが上手になると思います。年をとったからこそ、大きくて核心的な問題を追い求めるための忍耐力、精神力、積極性が身につくんです」

「ミエリン」が複雑な技能を発達させる

実際、脳でこのような統合が起こっていること、つまり「知恵」を目で見ている人がいます。現在、知恵を最も熱心に追求している研究者の1人である、カリフォルニア大学ロサンゼルス校の神経科学者ジョージ・バーツォキスは、「判断」「熟練」「知恵」「魔法」などと呼ばれるこの機能は、脳が中年期に入るにつれごく自然に起こるのだと考えています。そして、それが人間に優位性を与えている可能性があるというのです。

バーツォキスは、子どものころに自然を扱ったドキュメンタリーを見て、「人間はなぜチンパンジーとこんなに違うんだろう」と思ったそうです。人間は最も近い親戚であるチンパンジーと約98パーセントのDNAを共有しているのに、この差はどこからきているのでしょうか。

人間の脳は一部の領域がチンパンジーよりも発達していますが、その中で最も注目に値するのは「前頭葉《ぜんとうよう》」です。でも、人間の脳の中の何が、その特定の領域をチンパンジーの脳よりはるかによく働かせているのでしょうか。実際には、イルカやゾウのような動物の脳は、相対的に人間の脳より大きいのです。人間の優位性のほとんどは脳の一部の領域からきているだけではなく、膨大なつながりのシステムからもきています。これは「神経回路網」と呼ばれ、自然に形成され強化されるもので、たとえば航空管制官であれば、脳内に航空管制システムの全体像を保持することができます。

しかし、基本的な回路網（灰白質）は重要ですが、回路網をまとめている白質のおかげで優位性が得られているとも考えられています。他の動物には、人間ほど多量の白質はありません。バーツォキスや他の研究者は、白質の量こそが、たとえば言語のように複雑な技能を発達させることができた要因なのだとしています。

白質は「ミエリン（髄鞘）」という、何兆もの神経線維の外側を覆っている脂質から成り立っています。白質には電線にたとえると絶縁体のような働きがあり、白質のおかげで神経間のつながりが発生します。信号は、ミエリンで覆われている脳繊維を高速で伝達し、途中で漏れたりすることはあまりありません。バーツォキスによると、この脂質層が中年の脳でオーケストラ全体にまとまりのある音楽を奏でさせていて、認知的なクライマックスを作っているのです。

バーツォキスの2001年の研究では、19歳～76歳までの70人の男性の脳をスキャンした結果、**前頭葉と側頭葉《そくとうよう》という2つの重要な脳の領域（言語に対して割り当てられている領域）で、ミエリンが中年期に入っても増加し続けること**がわかりました。平均して50歳近くでピークになりますが、人によっては60代でも生成され続けるというのです。

この研究は、ハーバード大学のフランシーン・ベネスが行なった、近隣の死体安置所から調達した脳のミエリンを慎重に測った研究の結果を支持しました。そして、ミエリンの量が年をとっても増加し続けるのは、ベネスが「中年の知恵」と呼ぶものである可能性が高いことを示唆しています。

脳の伝達信号はミエリンによって活性化される

　では、脂質の被膜がどうしてこのような振る舞いをするのでしょうか。脳内でミエリンが極めて重要なことは疑いの余地がありません。幼少期に脳が発達して運動皮質のニューロンがミエリンで覆われると、身体の動きがより協調的になり、手先がより器用になります。たとえば多発性硬化症のような病気によって運動機能が正常でなくなりはじめると、バランスなど生命にかかわる機能を制御できなくなる場合があります。

　ニューロンが絶縁されていることで、信号が送られた後の回復がより速やかになり、次の信号を送信する準備がすばやく行なわれます。すると、バーツォキスが「回線容量の拡大」と呼ぶ現象が脳細胞に起こり、脳の処理能力がなんと3000パーセントも増加するのです。これにより基本的に脳を「オンライン（回路網に接続されている）」状態にし、そのおかげでより統合され、より大局的な世界観が持てるようになります。

　この「ミエリン形成」は突然起こるものではなく、徐々に起こる過程です。脳ではミエリンの層が形成され、その構造は私たちの脳の使い方にも依存しています。ミエリンは脳内のグリア細胞によって生成されます。グリア細胞はニューロンにまとわりつきますが、その存在は長い間ほとんど無視されていました（数年前、アインシュタインの脳を調べたら、論理の領域に通常より多くのグリア細胞があったという発見により、にわかに注目が集まりましたが）。

ある時点で、「オリゴデンドロサイト（希突起膠細胞《きとっきこうさいぼう》）」と呼ばれるグリアの一種が長い触手を伸ばし、その触手がニューロンの「腕」にあたる部分（軸索《じくさく》）に巻きついて脂質のミエリンを形成しはじめます。巻きつきが続くと、つながったソーセージのような形状になります。ミエリン形成のこの過程は脳の成長にしたがって進行しますが、その速度は人によって多少異なります。また、女性のほうが男性よりミエリンがよりよく形成されるという証拠があるのです。

また、最近の研究で、部分的には遺伝的な青写真によって決まるものの、**ミエリンは意識的に使うことで増加し、効率がよりよくなる**ということも確認されています。たとえば、アメリカの元・プロバスケットボール選手であるマイケル・ジョーダンは、成長する過程でボールをシュートする練習を何千回、何万回も行なったでしょう。そのうち、シュートにかかわる彼のニューロンにはミエリンがどんどん形成されて覆われていった可能性が大いにあります。ミエリンが増えるということは脳の信号伝達がよくなることを意味しています。ジョーダンの場合、これはシュートがうまくなることです。バーツォキスは次のようにいいます。

「デンドライト（樹状突起《じゅじょうとっき》＝脳の枝のようなもの）はいくらでも作れるんですが、デンドライト同士をつなげることが必要で、また、伝達速度と回路容量のアップのためにはミエリンが必要になります。人間の人間たる所以はここにあります」

場合によっては、ミエリンの小さな部分は劣化が40代にはじまります。実に、進化の過程から見れば比較的最近になって追加された機能であるためか、とくに毒素に弱いのです。そして、この劣化が認知領域の衰えにつながっている可能性があります。ただし、40代や50代を通じて、さらにもし運がよくて概ね健康であれば、それ以降でも効率のよいミエリン修復作用を持つこともできます。そのような保守機能が停止するまで、ミエリンは60代半ばになっても増え続け、とりわけ前頭葉といった重要な領域で増えるのです。

この全般的なミエリンの蓄積は、バーツォキスの考えるところでは、「賢い中年の成人になるために必要な脳生物学的な要素」なのです。バーツォキスは、「ミエリンが増え続けるのは、進化的に優位な人間が集団の中にいると、子孫をライオンにみすみす食われてしまうようなことがなくなるからでしょう。部族の中にいる中年は衝動的行動を抑える術を心得ていて、たとえば、子孫全員を無為な戦争に送って失ってしまうことはなく、そのためによりよいリーダーとなるんです」といいます。さらに次のようにも述べています。

「ある意味、私たちはこういうことをずっと前から知っていましたが、今は科学でそれを証明しているだけなんですね。米国の合衆国憲法を考えてみてください。35歳に達していない者は大統領になることはできない、とはっきり書いてあります。この憲法の作成者は愚かではありませんでした。周りを見回して、『おい、あんまり若いヤツには大統領の職を任せられないな』とでもいったんでしょう。私自身も50歳ですが、物事を以前より広い観点で見られるようになったと感じています。**全体像が見えやすいんです。これは、中年脳が素晴らしく、驚くほど成熟しているからでしょうね。これが『知恵』なんです**」

05

中年になると脳はより賢くなる

▼人生に対する満足度は65歳で頂点に達する

「中年の危機」という都市伝説

中年を対象とした研究はあまりに新しいので、それが認められるようになってから日がまだ浅いのです。ある科学者は、「単に今までに存在しなかったもので、まるで核物理学の研究のよう」ともいっています。

奇妙にも、近年、平均寿命が延びて中年期も延びるにつれて、中年は厳しい現実を背負ってしまいました。初期の研究の説明は必ずしも脳生物学の用語やツールを使っていませんでしたが、それでも中年の知性がどうなっているのかを特徴づけようとしていたのです。そして、その状態は初期の研究の結論によると、喜ぶべきものではありませんでした。希望を持って迎えられるはずのニュース「平均寿命が延びて中年の時間も延びた」というのは、中年を意気消沈させたようです。

中年は、心理学者エリク・エリクソンなどの科学者からこんなメッセージを受けていました。人生のある段階から別の段階に移るときは、不快で不安な心理的危機を経験しなければならないのだと。

そして、この考えに拍車をかけたのは、産業心理学者として長年活躍している「『中年の危機』の父」と考えられているエリオット・ジャックが登場してからです。ただし、ジャックが「中年の危機」を経験していたわけではありません。

ジャックは、「人間の能率」についての詳細な研究で知られています。しかし、ほとんど片手間に行なっていた調査で、研究対象となった無作為に選ばれた芸術家が、その人生で中年に達するとスタイルが変わることにジャックは気づきました。その中には作品のトーンがより薄暗くなった画家たちもいました。ジャックがとらえた中年期は、死への意識が大きくなり、ほとんどが喪失感と絶望の強い感覚を中年にもたらすものでした。

「時間の流れという観点から単純に見えることでも、心理学の観点から見ると単純ではない」という芸術家についての研究の結論を得た後、ジャックはこう書いています。

「個人は成長が停止し、老化がはじまる。自らにいずれ起こる個人の死が避けられないことこそ、中年の段階で中心となる極めて重要な特徴である」

ジャックが1965年に行なった、無作為に選ばれた数人の芸術家を対象とした小規模な研究は、信じがたいことに「中年の危機」という概念をほとんどカルト的に信じる人々を大量に生み出したようです。この概念が大衆文化に受け入れられていったのは、ゲイル・シーヒーの『パッセージ――人生の危機』（プレジデント社）のせいだけでなく、イエール大学の心理学教授であったダニエル・レビンソンが、その著書『ライフサイクルの心理学』（講談社）で語った中年男性を対象とした独自のスタイルによる研究のせいでもあります。レビンソンは、「男性は中年になると若いころの活力を失ったこと、そして時折、若いころにあった自己陶酔的な誇りへの侮辱に苦痛を感じるのだ」といったことを書いています。さらにこうしたことも。

「死に近づいているという感覚や、過酷な身体的衰えは文字通り経験していないものの、中年男性は通常、基本的な脅威としてこれらの変化を経験するのである。死に対する気持ちを抑えようとすることは、自身の若さが失われていくことへの悲しみと対峙しなければならないことを意味する。中年男性はある程度の危機と絶望を経験しなければならない。大部分の男性にとって、中年期の人生は緩慢に、あるいは急速に停滞へと向かう過程、また外界や自身からの疎外の過程である」

レビンソンの著書は1978年に出版されましたが、調査対象はわずか40人に基づくもので、それも厳密にいえばレビンソン自身によって選ばれた人たちでした。これほど小さなサイズのサンプルから、レビンソンはいわゆる「中年期の転移」が40歳～47歳のあたりに起こるとし、次のようなことを述べています。

「大多数の男性にとっては、この期間は自身や外界との嵐のような奮闘を引き起こす。彼らの『中年期の転移』は、適度であれ過酷であれ、危機の時間なのである。人生のあらゆる面で疑問が湧き、そのような疑問が浮かび上がってくるのに恐怖を感じる。自身や他人に対する批判であふれている」

レビンソンの著書は今でも読まれていて、「中年の危機」についての脚本や雑誌記事が未だに書かれていますが、学界でこの概念が重視されないようになってからはずいぶん経ちます。たしかに、長期間にわたる研究の結果がどんどん多くなるにつれて、中年の実態は覆されています。一般的に知られている「中年の危機」という概念は、人々の頭にどれほど強く残っていても、誤った神話になっています。より綿密な研究により、一般的な老化の全体像、とくに中年の全体像が浮かんできましたが、それは広く考えられているものとはだいぶ違うものです。

中年脳は効果的にストレスに対処し、自分に自信が持てるようになる

さらに重要なことには、新しいツールを使って私たちの脳の内部をのぞくことができるようになり、考えたり、感じたり、年をとったりする過程で、脳の中で実際に何が起こっ

ているのかを見ることができます。扁桃体、皮質、海馬《かいば》といった部分をリアルタイムで観察できるのです。

スタンフォード大学の心理学者ローラ・カーステンセンは、「中年の危機には実験上、まったく証拠がありません。まったくないんです」と述べています。たとえば、1999年にはじまり現在も進行中の、最大級で当時は唯一の中年の研究だった、マッカーサー財団による「成功する中年の発達に関する研究ネットワーク」の調査では、中年の危機で述べられているようなものは、中年以外の年齢層よりも中年のほうが高い頻度で起こるという証拠は見られませんでした。実際に、約8000人のアメリカ人に対して行なった10年間にわたる研究では、中年で何らかのトラウマを感じていると報告したのはわずか5パーセントで、この人たちは概して中年期だけでなく人生を通じてトラウマを持っていました。

それどころか、**35歳~65歳の間、とくに40歳と60歳の間で、ほとんどの人がますます幸せを感じるようになってきたと答えているのです。**女性はこの時期に閉経を経験するものの、世間的にいわれているほど苦労と悲しみにあふれたものではなく、むしろ「安堵」を感じたといいます。ほとんどの女性はこの時期、生産性が高く、有意義な活動に参加し、人生をよりよくコントロールできていると感じていました。このコントロールには結婚も含まれますが、これについても比較的幸せだとしています。

中年のほとんどがストレスは十分あると認めているのは本当です。でも、中年について定説だと思っていたのと反対の結果が出ています。より精緻で大規模な研究の対象となった人のほとんどは、**ストレスに対処しているだけでなく、対処すること自体で自分に自信が持てるようになっている**、といいます。ある研究者の言葉では、中年になるころには「過重な負担に耐える準備が整う」のです。

マッカーサー財団の最初の研究結果を受けて、現在はペンシルバニア州立大学の心理学者デヴィッド・M・アルメイダは、「中年がストレス要因を持つわけは、その前後の時期よりも人生を実際によりよくコントロールしているからです。このようなストレス要因を説明するとき、難問に対処しているのだという言い方をします」と話しています。

ハーバード大学の中年研究の責任者であるロナルド・ケスラーは、「データは、中年が人生で最高のときだということを示しています」とまとめています。

女性は中年になるにつれ機嫌がよくなる

中年の希望となるニュースはそれだけではありません。1958年にカリフォルニア州ミルズ・カレッジの4年生だった女性の集団の人生を追跡した研究もそのひとつです。ここでも似たような結果が出ました。

2005年、カリフォルニア大学バークレー校のラヴェンナ・ヘルソンとクリストファー・J・ソトの2人は、40年以上もデータを集めた結果、**女性は中年になるにつれて、機嫌が悪くなるのではなく、逆によくなる**ということを報告しています。同時に、ソトによると、中年女性は、「自信がより持てるようになり、自己主張がより強くなり、また責任をより感じるようになる」というのです。

女性は強い自尊心を持ち、全般的に感情をコントロールする能力とともに、上機嫌は52歳近くをピークにその後もずっと長く安定するようでした。さらにソトは、子どもたちが家を出て女性に自由時間が増えると、がっかりして部屋から部屋へイライラと歩き回るどころか、「この余った時間を利用して興味ある新しいことをやるんです」といいます。

まだ29歳と比較的若い研究者であるソトは、こういった結果はどれも中年にとってたいへん励みになることがわかったと、次のように話しています。

「私たちの世代では若いことがたいへん尊重されていて、最盛期をすぎたらそのことを知らせる標識のようなものがあると考える文化に育っています。ですから、本当の人生を実際に見ると、中年期に入っても人生がよくなり続けるのだということがわかるのはよいことです」

ソトはまた、中年の魅力を自分が研究テーマにしていなかったとしても、素敵な時間をすごしている57歳の母親からそういった魅力のヒントを得られただろうともいっています。

生き方が脳を変化させる

これは女性だけの傾向ではありません。2005年まで22年間続いた、約2000人の男性を対象にした研究で、パデュー大学の心理学者であるダニエル・K・ムロチェックは、健康状態、婚姻状況、収入を考慮した後、**人生に対する満足度は実際には65歳で頂点に達する**ことを発見しました。

他の人はともかく、ムロチェックは、私たちの脳が感情をよりうまくコントロールする方法を学ぶことで、年をとるにつれて幸福感が増すのだろうという説も受け入れて、こういいます。

「率直にいって、年をとるにつれて脳の配線が変わるだけだと思うんです。物事の処理のしかたを学びます。年を重ねるという『時間』にも関係していますが、無意識に学びます。脳は、ある程度、世界を違った方向から見ようと決めるのです」

私たちの行動、つまり生き方が脳を変化させるというのは疑いありません。長年、成人になるころには脳はほとんど固定され、それ以後、変わることはないというのは絶対的真実とされてきましたが、その説も今は払拭されました。

たとえば、カナダの研究者が研究室で飼っていたラットの成獣を家に持ち帰って放し飼いにしていたところ、檻に残されて退屈にしているラットに比べてこれらのラットがはるかに賢くなったことがわかりました。成獣の脳が構造を変えられないことも、その機能を向上させることもできないという考えを、神経科学は体系的に覆したのです。

そう、**脳の構造の変化や機能の向上は可能であり、実際に行動が脳の構造を変化させるのです。**これは「神経可塑性《かそせい》」と呼ばれ、脳について現在わかっているすべてのことの土台となっています。

動物の脳も人間の脳も、柔軟で変更可能です。ラット、イヌ、サルでの実験は、「豊かで刺激的な環境」(ラットについては檻におもちゃがあり、仲間のラットがいる環境)にいた個体では、檻に1匹だけにして平凡に暮らしていた個体に比べると脳が増大し、脳内のつながりが増え、考えられるどんな試験でもはるかに賢かったという結果を示しています。

人間でも、成人の脳は再構成され、発達し続けることを示す証拠が今ではたくさんあります。私たちの脳はできるだけすばやく反応するように進化してきました。脳自体は発達の過程でどのような環境下に置かれるか必ずしもわからないので、生き残るには適応する能力が必要です。

ロンドンのタクシー運転手や熟練のバイオリニストを対象とした現在ではすっかり有名

になった研究では、運転手がロンドンの街路を運転するにつれ、また音楽家が音楽を奏でるにつれ、(タクシー運転手の場合は)空間推論を、(バイオリニストの場合は)弦の指使いを専門に処理している脳領域が大きくなることがわかりました。この考えと、より大きな話題である「神経可塑性」についてはパート2で詳しく説明します。

「空の巣症候群」の真実

中年のイメージが、どうしてこれほど長い間、間違って伝わってしまったのかを理解するのは簡単です。事実、中年に関するもうひとつの大きな神話である「空の巣症候群」もまた、今ではほとんど作り話とみなされています。

毎年、パデュー大学の心理学者カレン・L・フィンガーマンは、講義のはじめに、新入生たちに「自分たちが入学して家を離れたので親たちはどうしているか」と尋ねます。その質問に対して生徒たちは、毎年決まって、「自分がいなくなって親たちは精神的にひどく落ち込んでいる」に違いないと答えます。

でも、その答えは現実とはだいぶかけ離れています。実際、子どもが家を出た後、親たちがどうしているのかを調べたら、落ち込むことなくしっかりやっていることがわかりました。

以前、長年私が会員になっている読書会の集まりに行ったときのことです。そこに来ていた女性のほとんどには私の子どもより少し年上の子どもたちがいて、子どもたちは最近、大学に行って家を離れていました。私はこの人たちがひどく落胆しているだろうと思っていましたが、その反対で、女性たちは子どもたちが頻繁に電話をかけてくると不平をいっていたのです。「職場にいるときは電話してこないでと娘にいわなきゃならないんですよ。こっちだって仕事してるんだからって」と、ある女性はいいました。

子どもがいなくなって寂しいと思ってはいますし、帰ってくれば会えてうれしいと思いますが、ある母親がいうように、子どもたちは「当たり前のことをしている」ので親たちは気を悪くしているどころか満足しているのです。親たちは子どもを誇りに思い、その上、自分たちのことで忙しくしています。「空の巣症候群？　まあね。そりゃ、子どもがいなくなって寂しいですよ。でも、私にもやることはたくさんありますから」とある人はいいました。

実際、フィンガーマンは母親と娘を調べた結果、別々に住むようになっても、たとえ娘が寮生活をしていても、母娘《おやこ》はうまくやっているということを明らかにしました。それぞれ自分がやっていることに満足していて、思春期特有の緊張感が母娘関係からなくなったことで、お互いがより幸せになっているのです。フィンガーマンはいいます。

「20代はじめの女の子の中には、親との関係がよくなったことで詩的感覚が実際に増す子もいます」

たしかに、成長途中の10代の活発さと勢いが家からなくなって物悲しいという感覚が漂いますが、それでも「空の巣症候群」というのは単なる架空の概念なのです。科学的な方法では、誰も本当の「空の巣症候群」をまだ解明できていません。その代わり、**自分の時間をすべて子育てに費やしている女性でも、子どもが独立するようになると、たいていは「大きな満足」を感じる**という研究結果が出ています。フィンガーマンは次のように述べています。

「母親は上手にひと仕事終えたという感覚で、何か新しいことをする自由を突然手に入れることになります。その結果、元気はつらつになるんです」

中年脳は強いストレスが生まれる状況を避けることができる

心理学では、人生の出来事を分類して整理する傾向があります。しかし、ある出来事だけを選り分けて重要視し、その他はそうしないのは謎です。私がフィンガーマンと話をしたとき、彼女は子どもをはじめて幼稚園に送っていったところでした。そして、人生のそのような出来事に「症候群」としての名前、つまり「最初の子どもが幼稚園にいる症候群」

がないのはなぜかと不思議がっていたのです。

実際、中年期にはいろいろなことが安定してくるので、落ち着かない気分は弱まります。フィンガーマンは、彼女が教えている20代の学生たちを見ていると、40代である自分たちの年齢層に見られるよりずっと落ち込んでいて大きな変化に戸惑っていることがわかるといいます。

「20代は私たちの年代より感情に動かされやすく、人生に起こる出来事がより大きいんです。でも、それはもっともなことです。私にだって悪いことは起きますよ。申請していた助成金が下りなかったりすることもありますが、でも、子どもたちにとっては未知のことがあまりにたくさんあり、悪い出来事は本当に大きく見えてしまうんです。**年をとるにつれ、感情をコントロールするのがうまくなった**と本当に心から思います。明らかに強いストレスになる状況を避けることを学べます。単に、そういうことがうまくなるんです」

「空の巣」には、よく考えてみるとたしかにそうだと思われる別の利点があります。インディアナポリス大学の心理学者ヴィクトリア・ベッドフォードは、子どもが家を出ると、親は予想していなかった明るい点をしばしば見つける、ということを発見しました。それは自分の兄弟・姉妹と再び結びつきを強くすることです。まるで、人生を慌ただしく生きた後、ちょっと上を向いて「そうか、そういえば私にはどこかに兄弟がいたっけ」というようなものです。ベッドフォードはこういいます。

「これは男女問いません。兄弟・姉妹との関係はいつでも大切ですが、子どもがいなくなるとより落ち着きが出てきて、兄弟・姉妹と結びつく余裕ができ、実際にそうしていることがわかりました」

61歳のベッドフォードは、自分には「空の巣」の憂うつは経験がなく、同い年でそのような感情を経験している人も知らないといいます。ベッドフォードの娘の1人は「恐ろしい10代」でしたが、今は素晴らしい関係になっているそうです。ベッドフォードは次のようにいっています。

「子どもたちが対等な仲間のようになるって素晴らしいですね。疑いなく、中年になってより幸せを感じています。『空の巣』について困っている人を見たことがありません」

それなのに、以前からいわれている「中年の憂うつ」はなぜこんなにも長く残っているのでしょうか。


キャロル・リフはマッカーサー財団の中年研究を率いた研究者で、「中年の危機」はおそらく男性の狭い範囲の集団のごく短い期間だけに当てはまる概念なのだと述べています。対象となるのは、第二次大戦から帰還して、家族や家、子どもの中にいきなり入り込んで、その後20年間も朝7時5分の電車で通勤し、毎日朝起きると自分が何をやっているのかと思うような類の人々です。

「たぶん、非常に小さな集団についてはこの概念はうまく当てはまっていたんでしょう。人生が中断された経験がある男性です。生涯の仕事や追求していた道を中断する戦争に駆り出されて戦い、終戦後に戻ってきて、短期間のうちにいろいろなことに飛び込んだんです。結婚関係や仕事に追いついていかなければならないと感じていました。それで50歳になったとき、ちょっと上を向いて、『おい、俺の人生これでいいのか』とつぶやくんです」

実際、科学的にも生物学的にも、また経験的にも、私たちの人生の物語に密かに取り込まれてしまった、この強い信念に対する証拠があまりに薄弱なことは驚きに値します。私が確認した限り、「空の巣症候群」に最初に言及しているのは『American Journal of Psychiatry』という精神医学協会の学会誌に1996年に発表された小規模な予備研究でした。「The Empty Nest: Psychological Aspects of Conflict Between Depressed Women and Their Grown Children（空の巣：うつ状態の女性とその成人した子どもとの対立の心理的側面）」と題されたこの研究は、自分の子どもが巣立って、うつ状態になっていた16人の女性の調査に基づいています。この論文の執筆者たちは、子どもの巣立ちとうつ状態には少なくとも「一時的な関係」が存在していると確信していて、次のように述べています。

「対象となったうつ状態の患者では、子育てを中断したことが、発現する症状の内容に影響を与えているようだ。また、子育ての機能が終了した女性では、ほぼすべての場合、成人した子どもとの対立がある程度存在していると思われる。このような観察結果に基づき、我々は『空の巣症候群』の研究に取り組んだ。ここで『空の巣症候群』とは子育ての中断に一時的に関連する臨床的うつ状態と定義している」

ただし、研究対象の患者は集団としての人数が少なすぎるだけでなく、同様の症状がある患者を代表しているとは考えられません。ひとつには、マサチューセッツ精神衛生センターに入院していたくらいなので、患者たちのうつ状態が進んでいたということがあります。研究者が認めているように、症状が最も激しかった患者は全員、次の点が共通しています。

「外国生まれか第一世代のアメリカ人で、出身地の伝統に執着していて、教育を受けた年数の平均はわずか9年であった。10代で結婚し、結婚のほぼ直後に子どもをもうけて家族中心の人生がはじまり、社交的に非常に引きこもっていて友人がいないか、いたとしても数人で、家事以外の興味が薄かった」

研究者たち自身が述べているように、そのように偏った研究対象からは何の証拠も得られなかったにもかかわらず、この研究から「空の巣」の概念が生まれ、その後何十年もしぶとく残っているというのです。

一般の読み物の中で、私がこの症候群の記述を見つけた最初の例は『Ladies,Home

Journal』の1972年の記事でした。ホワイトハウスでのパット・ニクソン（ニクソン元大統領夫人）のインタビュー記事で、「空の巣症候群でさえも彼女にとってはどこ吹く風というふうに見えました。2人の娘さんがご結婚されたことを心から喜んでいらっしゃるようです」と書かれています。パットは、科学が現在研究によって確かめていることを自分なりの感覚で言い表しているにすぎませんが、中年期には、運よく健康でテキパキしていれば、パットのように、肯定的なアプローチを毅然としてとるようになります。

中年だから「衰える」という世間の押しつけ

しかし、古くからの社会的通念は簡単には滅びません。シカゴ大学のリチャード・A・シュヴェーダーは、人生の道についてそのように陰気な観点をなぜ持つのかを説明しようとしていくなかで、「身体的、精神的な衰え」を強調し続ける西洋的社会をかなり非難しています。

シュヴェーダーの評論集の著者のうち最も興味ある論者の1人として、ブランダイス大学の常勤研究員のマーガレット・ガレットがいます。彼女は、中年は「衰えが雨のように降ってくるという空論」の犠牲者であると考えています。

「中年期になると身体の機能が衰え、身体がいうことを聞かなくなるのが何よりも目立ってくるのだ」という誤った印象に基づいて、私たちは「社会的通念によって年を取らされる」ことを自ら容認し、人生を単純に「年齢に応じて段階的に」考えるように教えられてきました。しかしその一方で、加齢の肯定的な側面である「成熟、能力、配慮」などは年齢に関連したものとして文化的に重要とみなされていないのです。

ガレットが考えるには、中年期の悪い面のみがいわば常識的に強調され続けるのは、主に「しわ取りクリーム」を私たちに買わせようとする人々にとって、そのほうが都合がよいからです。彼女は「中年期の衰えという空論は、自信の喪失、困惑、不名誉、屈辱、絶望といった殻に閉じ込めた状態にしています。これは自己中心主義を助長します。『年をとっていく』身体に考えを集中することを学んで、20世紀に中年になった人々は自分自身がいかに孤立していて非力なのかを自覚するのです」と書いています。

そして、これは少し酷に聞こえるかもしれませんが、21世紀に中年期をすごしている、私が会話を交わした多くの人々にとっても完全に筋が通ったことです。

たとえば、インディアナ州ブルーミントンに住むスーザン・ノーリンは、**中年になるとあらかじめ設定されたスケジュールを世間が自分に与えているように思える**といいます。60歳になったとき、「世間がそうしろといっている」ように思えるからという理由で教職を退くことを考えました。しかし、彼女が働いていた校区で規則が変わり、退職できなくなってしまったのです。でも、それは彼女にとって一番よいことでした。

彼女は61歳になってもまだ、ブルーミントンの中学校で１５０人の生徒に英語を教えています。毎日30分散歩し、最近は練習用にとウェイトリフティングのＤＶＤを買い、トランプ・ゲームのブリッジを楽しみ、さらに小説を書こうとも思っています。また、彼女はこういった活動以外にも、63歳の産業心理学者である夫とディナーや映画に出かけます。2人は「よく笑い、人生を大いに楽しんでいる」そうです。

ノーリンにとって「中年の危機」や「空の巣症候群」といった考えは誇張されたものであり、「一部の人たちに当てはまる」ことにすぎないのかもしれないのです。息子が2人とも家を出たとき、たしかに楽しくはなかったといいます。思い出すと、ある晩、ダイニングルームにボーッと立っていて「ちょっと寂しい感じ」がしましたが、彼女が体験した「空の巣症候群」はそれだけでした。今では、これまでより忙しいだけでなく、より楽観的になり、落ち着きも出てきているといいます。また、物事を広い視点で見ることも、しばしば役に立っていることに気づいています。彼女はこういいます。

「若い先生たちの中には些細なことをくどくどいって子どもたちとの関係を台なしにしている人もいますよ。毎日、『今日は子どもたちに役立つ何かをやったかな』と思っていて、実際にできたと思ったら、本当に達成感が生まれます。たぶん、そうだから自分はこんなに幸せだと思うんでしょうね」

Part_ 02

本当はすごい「大人の脳」

06

時間とともに変わるもの

▼なぜ中年になると人の名前をド忘れするのか？

舌先まで出ているのに、名前が出てこない……

あるとき、カリフォルニア州にあるポモナ・カレッジの神経科学者デボラ・バークと話していたときのことです。2人とも自分たちが話題にしている人の名前を思い出せずにひどくイライラしながら。そのときは、前の晩のディナーの席で有名な科学者の名前がどうしても思い出せなかった、という話になりました。

バークは、「パーティーにいたんですが、話しながらリチャード・ドーキンスの名前が出てこなかったんですよ。それから、あの人。何ていう人でしたっけ。ああ、またド忘れがはじまったわ」といいました。

実際、その後2時間も話している途中でさえも、バークも私もその人の名前は思い出せませんでした。ときどき、彼女は話をさえぎって大きな声で「ああ、何だっけ、あの人の名前。ほんと、イライラするわ。ほんと、何ていう名前でしたっけ。もう、おかしくなりそうだわ」といいます。

しかし、私たちはおかしくなっていたのでありません。「名前忘れの沼」にはまっていたのです。おまけに、このとき、私と一緒にその沼にはまっていたのは、「人間はそもそもなぜ名前を忘れるのか」ということについて専門に研究している第一人者の1人だったのです。バークはいわゆる「舌先現象（ティップ・オブ・ザ・タン）」、つまり**思い出したいことが舌先まで出かかっているのに口をついて出てこない**という、あの奥歯を噛み締めたくなるような感覚を研究している科学者です。これは出そうで出ないくしゃみのような感覚でもありますね。

この数年、バークはなぜ「名前」というくしゃみが出てこないのかを探っています。これまで記憶してあった名前はどこにあるのでしょうか。舌先に乗っているのであれば、どうして吐き出せないのでしょうか。

新たに認められた中年脳の力にもかかわらず、そこには多少の欠陥もあります。実のところ、中年期になると誰でも脳の端が「はぐれ」はじめ、最初に「はぐれ」はじめる部分に名前が乗っていることが多いのです。よく知っている人の名前でさえも消えていきます。名前は知っているけど思い出せないだけ、という強い感情があります。

これは、じれったいと同時にゾッとしますね。バークの研究結果では、**「舌先現象」は早い人で35歳ごろから徐々にはじまり、中年ではほとんどの人に現れる**とのことです。また、この現象は物の名前よりも人名などの固有名詞ではるかによく起こるのです。さらに、たとえば職業の名前よりも固有名詞でより頻繁に起こります。

バークは「ベーカー（Baker）さんは陶工で、ポッター（Potter）さんはパン屋だといったとしましょう（訳注：英語で「baker」は「パン職人」、「potter」は「陶器職人」の意味）。この場合、誰かがパン屋で誰かが陶工だということは、ベーカーさんとかポッターさんという名前よりも覚えやすいのです」といいます。たしかに、家によく来る配管工を見ると、私の脳は「いつもの配管工だわ」と簡単に見分けがつきますが、さて名前は……頭の中にポンと飛び出てはきません。

多くの調査結果では、この「舌先現象」は年をとった脳にとって一番イライラして、一番気恥ずかしく、一番心配なものとして挙げられています。

では、この現象はなぜ起こるのでしょうか。何といっても、たとえば「ママ」といった名前を覚えることは、子どもが学ぶ声を使った最初の芸当のひとつです。それなのになぜ忘れるのでしょうか。年をとるにつれ、全般的な語彙は多くなります。バークは、「70歳の人は20歳や30歳の人より語彙が多いのです。単語はどんどん増えていき、言語能力はよくなっていきます」といいます。そういうふうに蓄えてきた単語や山ほどの名前が頭に詰まっているのに、ほしい名前に手を伸ばしてつかむことがなぜできないのでしょうか。頭に詰まっている名前が多すぎるのでしょうか。散らかっているから失くすのでしょうか。それともただ失くすだけなのでしょうか。

問題は「蓄えること」ではなく、「引き出すこと」にあった

まず、名前は厳密にいうと失われてはいません。年をとった海馬（ほとんどの記憶が処理される場所）の細胞活動を調べた研究では、私たちが学習したことは化学物質の標識という形式で残されていますが、記憶の積み重ねの底にいってしまうということが示されています。問題は記憶を蓄えることではなく引き出すことなのです。それは、本がたくさんある図書館で自分が読みたい本を探すのに似ています。バークの研究はこれをわかりやすく示しています。

ある研究で、バークは次のような結果を得ています。年長者に有名人、たとえば、アメリカの俳優ブラッド・ピット（Brad Pitt）の写真を見せて、誰か知ってはいるが名前が思い出せない感覚（舌先現象）があると、後でその名前のヒントとなる語（たとえば「サクラン

ボの種「cherry pit」）が答えに含まれる質問をした場合、名前を思い出す確率がより高くなります。

ヒントとなるその語（cherry pit）がブラッド・ピットの写真とつながりがあると意識していなくても、「pit」と「Pitt」の2つの語の発音の結合が潜在意識レベルでの記憶を呼び出すのに十分で、「舌先現象」の問題から抜け出し、名前を引き出すことができるのです。

おもしろいことに、**このようにして記憶が呼び出される可能性は、若い脳では一般的に向上しませんが、中年や老年の脳では大いに助けになります。**

バークはまた、ド忘れしてしまっていた名前を一見すると、普通はもう必要なときはとっくにすぎているときにでも、意識していないヒントによってふと思い出す理由を発見しました。たとえば、「Velcro（ベルクロ、いわゆる「マジック・テープ」）」という語を思い出そうとしていて思い出せず、後で「pellet（ペレット）」という語を聞いたときに、忘れていた語である「Velcro」をふと思い出す可能性は大いにあるのです。たとえ、語の内部の音（ここでは両方の語に入っている「el」という音）だけが似ている場合でも、後になって聞いた語が思い出せなかった語を引き出すことがあります。言葉がどこからともなく湧き出てくるように思えるこの現象を、バークは「ポップアップ現象」と呼んでいて、これも年をとるとより頻繁に起きます。

「名前のド忘れ」は正常な加齢の一部

では、脳が中年期でも順調に働くのなら、そもそも名前をド忘れしてしまうのはなぜでしょうか。バークの説では、「脳内で単語がどのように蓄えられ、整理されているかが原因」であるとしています。バークはこうもいいます。

「『音韻』という単語の音と、『単語の概念』というその単語についての情報は脳の別々の領域にあって、両者の結びつきは弱まります。また、結びつきは名前を使わないと弱まることがあります。でも、年をとるにつれても弱まります」

それは、最近あまり使っていない、走るための筋肉と同じです。ド忘れは、知っていても最近会っていない人たちの名前で最もよく起こります。

また、人物とその名前の結びつきがまったく恣意的、つまり本質的に無関係であるという理由からも起こります。同じ名前でも、たとえば「Grumpy（無愛想）」のように 風変わった説明的な名前だったり、「Scrooge（けちんぼ）」のようにその人の性格からつけられた意味ある名前であったりすれば、「ピーター・パン」のように何の意味もない無作為な名前よりもはるかに覚えやすいのです。これは、私が「Smiley（ニコニコ）先生」という子どものころにかかっていた歯医者の名前を決して忘れない理由に違いありません。

その一方で、その人の「職業」は覚えやすいのです。それは、人の職業とは脳のあちこちに隠れて存在している広範囲の情報がまとまっているもので、さまざまな道筋を通ってその情報が検索される可能性があるからです。誰かがパン屋だと聞かされて、後でそのことについて思い出そうとするときには、いろいろな連想から「パン屋」にたどり着くでしょう。たとえば、「白い」、「エプロン」という語から「小麦粉」、さらには「帽子」といった語です。

バークは、「『パン屋』というと、さまざまな種類の情報が頭の中で招集されます。十万ものニューロンを活性化する方法はいろいろあります。多くの異なるつながりがその概念に導いていくんです」といいます。

ここで覚えておいてほしいのは、名前のド忘れは正常な加齢の一部で、識別や認識を処理する際のごく一部分にすぎないことです。夫の上司の名前がエドだということを忘れても、会社の家族同伴パーティーでちょっときまりが悪くなるだけのことでしょう。ド忘れはあくまでド忘れで、アルツハイマー病、つまり夫に上司がいることや「上司」という言葉の意味さえも忘れてしまうような進行性疾患ではありません。

60歳のバークは、こういうことによくよくよする暇などないといいます。とはいえ、あらかじめ心づもりしておくといいでしょう。そのひとつとして、パーティーに行く前に、バークは参加予定の人たちの一覧表を作ることがあるそうで、その他にも密かに使っているコツがあります。知り合いだが名前を忘れてしまった人に会ったら、アルファベットに頼って、名前のヒントにたどり着くまで一文字ずつ思い浮かべていくのです。

それでも、不安なことは確かです。話が終わる間際になっても、バークはある人の名前を思い出せませんでした。話の途中でも、話を中断して「もう、ほんとにイライラするわねぇ」とつぶやきました。その時点で、これは何とかしなくては、と私は決断しました。バークと電話で話しながら、私はメモをとる手を休めてパソコンでグーグルを開き、その人に関するキーワードを入力しました。これがもうひとつの知恵です。中年脳を愛し、受け入れることを学ぶにつれ、こういった**小さな欠陥にうろたえるのではなく、力を抜いて助けを求めるべきです。**私たちは運がいいのです。今の中年はインターネットという神経科学的に助けてくれる「妖精」がそばにいる最初の世代です。

そして、もちろん、1秒もしないうちに答えが出ます。「バークさん、テッドですよ」と勝ち誇った気分でいい、2人ともホッとしてため息をつきました。

中年になると訪れる「注意散漫」の世界

中年になると起こるのは名前のド忘れだけに留まりません。**注意が散漫になるのもそう**

です。いとも簡単に歩いていた道から外れてしまいます。ドアのチャイムが鳴るだけで、ジャガイモを煮るのにお湯を沸かしていたことを忘れます。ホームセンターで友人に会ってちょっと立ち話をしていたら、熊手を買いに行ったことをもう忘れてしまっています。

脳が年をとるにつれて、このように目的地を外れてウロウロしてしまうのが多くなることについて、カリフォルニア大学サンフランシスコ校のアダム・ガザレイは次のようにいいます。

「患者に何か心配事があるか尋ねると、気が散るのが心配だと答える人が何人もいます。ソファに座っていて、何かを取りに行こうとして立ち上がり台所に行くと、もうそのときには何を取りに行ったのか覚えてないというんです。こんな話は何度も聞かされてますよ。それで、どんなふうに起こるのか尋ねてみると、何か気を散らすこと、たぶん電話の呼び出し音とかがあって、注意がそらされてしまうんだそうです」

つい最近、ジュディス・ワーナーというライターが、近ごろ感じている注意散漫について語っていました。彼女は、ある夫婦を自宅での夕食に誘ったのに、自分の電話番号や住所を教え忘れたり、娘を夕食に呼ばれていたのとは違う家族の家へ送ったりしてしまい、娘が行くことを伝え忘れていたと告白しています。

後に、ワーナーは偏頭痛でＭＲＩ検査を受けたとき、自分の不注意ではないことがわかりました。なんと頭に「穴」が空いていたのです。それは取るに足らないほど「小さな囊胞性領域《のうほうせいりょういき》」で、それがあっても脳の障害や疾患とは無関係だと神経科医にはいわれていたのですが、少なくともワーナーは次のようなことを再確認したと書いています。

自分を責めることはもうやめた。6年前の小さなニュースを詳しく思い出す能力があるにもかかわらず、その日に出会った人の名前や顔でさえも覚えられなくても、もう恥ずかしがる必要はない。「12時半に解散」とか「ナプキンを持参のこと」とか、覚えておくべき重要なことを手のひらに書いている私を誰も笑うことはできないのだ。だって、私の脳には穴が空いているのだから。

では、なぜ注意散漫になるのでしょうか。もし私たちの脳が中年でも十分に能力があり、熟練、知恵、明晰、楽観という特徴があるというのなら、なぜ忘れてしまうのでしょうか。記憶とは不思議な現象で、分子のレベルでは完全には解明されていません。わかっているのは、関係がありそうな部分に、必要に応じて実際の構造が変化するという、時折「柔らかい細胞」と表現される脳細胞の驚くべき能力です。

よくいわれるように、「一緒に興奮する脳細胞はつながる」のです。2つの脳細胞が同時に活性化すると、実際に構造が変化して、より強いつながりが形成され、その結果、記憶や学習が生じます。たとえば、赤い鳥を見て、その鳴き声を何度か聞いているうちに、鳥を見たことを記録するニューロンとその鳥の鳴き声を記録するニューロンが結びついて、物理的に変化します。そして、次にその鳴き声を聞くと、これら2種類のニューロンが程度の差こそあっても相前後して興奮し、「ああ、またあのうるさい赤い鳥だ!」と思うようになります。

この働きがどのように起こるかには、まだ議論の余地が相当あるものの、記憶の仕組みが単純でないことは明らかです。名前はある方法で整理されていて、近々行なわれるディナー・パーティーの計画は別の方法で、さらに自分が4歳のときに追いかけられたとても大きな犬の鮮明なイメージはまた別の方法で整理されています。

うれしい報告として、中年になってもほとんどの記憶機能はまだ申し分なく円滑に動作するということがわかっています。たとえば、**自分の経歴のような伝記的題材は一般的に失われずに残ります。**自分が誰なのか、兄弟・姉妹やいとこが誰か、小学校2年生のときにどの学校に通っていたか、といった記憶です。最後に勤めていた職場の場所など、中年以降に得た個人的情報も一般的に記憶に留まります。オートミールの作り方や牛乳のいつもの置き場所も覚えています。自転車に乗ったり車を運転したりすることもできます。このように運動や筋肉の記憶も残ります。

「エピソード記憶」は中年になると失われやすい

しかし、その他のより複雑な種類の記憶では少々怪しくなります。今読んでいる本をしばらく読まずにおくと、たった1日であっても、最後に読んでいた数ページの内容はおろか・・・・・・・その本を読んでいたことさえも忘れてしまうことがあります。読んだばかりの本や食べたばかりの朝食など、最近の出来事のそのような回想は「エピソード記憶」と呼ばれます。そして、この領域の才能は、一般に年齢とともに発達するものではありません。

ある形式の記憶は留まるのに、別の形式の記憶はどうして失われてしまうのでしょうか。中年になると、食事や映画や本が頭の中に単に多くなりすぎて、少しずつ捨てていかなければならないのでしょうか。つまり、収容力の問題でしょうか。

まず、**脳が保管している荷物を捨てないと、いつか破裂してしまうというのは本当です。**実際に、歴史上、物事を忘れられなくなった人がいますが、その人たちはその結果、狂乱状態になってしまいました。私たちの脳は優先順位をつけるようにできており、重要でないことは削除します。

ジョンズ・ホプキンス大学の神経科学者であるマリリン・アルバートは数十年もの間、年をとっていく脳を研究しています。彼女によると、正常で健康な脳であっても苦労することがあるのは事実で、それは単に過度な負担をかけているという問題ではありません。アルバートはいいます。

「考えることが多すぎ、学校を離れてから長年経っているからという理由で、以前は過度な負担が原因だと考えられていましたが、現に脳は衰えますし、衰えは中年にはじまります」

事実、複雑なある種の記憶に関する問題が増加しているのは、年をとるにつれて脳の機能にどのような変化が起こるのかと関係があるだろうとされています。そして、研究者は今やこの変化がどのように起こるのかを観察しています。

たとえば、トロント大学の脳科学者シェリル・グレイディは中年脳が少し回り道をして注意散漫に陥る様子を実際に観察しました。脳スキャナーを使って、中年脳が白昼夢を見ている様子をとらえたのです。グレイディの最近の研究では、難しい種類のエピソード記憶として、直前に見た単語や絵を思い出すようにいわれると、何かに集中するときに使う脳の部分、つまり非常に重要な前頭皮質の一部である前頭前野《ぜんとうぜんや》が、若い成人ではスキャン画像で赤く光るのが発見されました。

しかし、**中年ではそのような集中した思考が何か別の考えで簡単に押し退けられてしまうこともわかりました。**研究の参加者の脳をスキャンした結果、より複雑な情報を思い出そうとしている年長者の多くは、重要な前頭領域を若い人より若干少なく使い、脳の下の部分をより多く使うということがわかり、グレイディは驚きました。

それでも、この2番目の領域も役に立っているわけではありません。事実、「デフォルト領域」と呼ばれるこの非常に興味深い脳領域は、脳の働き方の研究で重要な発見のひとつとして最近認められた領域です。これは中年脳がときどき真っ白になってしまう理由の鍵となる領域です。

グレイディは、「この領域は自分自身のことを考えるとき、声に出さずに独り言をいうときに使う場所なんです」と述べ、最近自分が発見したことを次のように説明しました。

「たとえば、脳スキャナーの装置に入っていて、何もしていなくても、『あぁ、何だか落ち着かないなぁ』と考えますよね。でなければ、その日、実験が終わったらどこかの店に寄って牛乳を買わなくちゃとか。これが、私たち研究者が『デフォルト・モード』と呼ぶ脳の部分なんです。ここは脳が白昼夢に使う部分です」

中年になると、脳がデフォルト・モードのスイッチを切る能力が衰えてきます。お湯を沸かしているのを記憶するという課題に直面して、脳は自分だけの内的世界へと方向がそれていってしまいます。買いたいと思っているブーツのこと、見ようと思っているアメリカン・フットボールの試合のことなど、当面の課題とは関係のないことを考えます。そして、物思いにふけっていると、お湯を沸かしていることがすっかり消えてしまうのです。

グレイディはこのようにいいます。

「これは、年をとっていく脳があまり得意ではない領域のひとつです。**関係のない物事を無視する能力が弱まります。**中年期は、この領域が若者のパターンから年長者のパターンへ移行している途中のように思えます。それで、注意がより散漫になってしまうのではないでしょうか」

「年齢」と「集中する能力」との関係

実際、「集中する能力」というのは最も重要な脳機能のひとつです。それは赤ちゃんのときに習得されて、青年期を通して磨きがかかっていきます。集中力は大部分が前頭葉の発達に依存しますが、前頭葉は25歳になるまで完全に成熟しません。この領域は、無関係な詳細からある程度意識をそらす（抑制する）ことで集中を助ける役割を果たしています。

アダム・ガザレイは、脳内の活動を観察できる機能的MRIを使った最近の研究で、**年長者の脳が集中力を維持するのにより苦労していること**に注目しました。顔と風景を見せて、顔だけに注目するようにいわれると、年長者は顔を登録する脳の領域により活発な活動が見られます。しかし、本来は活動が抑えられる、つまり抑制されるべきなのに、風景を登録する領域も活発になります。そして、集中するのに苦労する年長者は、見たことを覚えるのに最も苦労します。

年をとるにつれ、邪魔になる無関係な詳細から前頭葉が意識をそらしません。おそらくこれは、デフォルト・モードに切り替えるからか、つながりが衰えるせいか、いわゆる「抑制不足」を発生する脳の化学的伝達子のせいでしょう。雑誌『Nature Neuroscience』に2005年に発表した最近の発見として、ガザレイと共著者のカリフォルニア大学バークレー校の神経科学教授マーク・デスポジトはこう結論づけました。

「年長者は関連する情報に集中できるが、注意をそらせる情報を無視できず、干渉に圧倒されてしまう」

私が話したとき、別のスキャン研究をちょうど終えたところでした。その研究は、私たちが何かに注目をしようとするときに、邪魔な情報に圧倒されるのがいつ起こるのかを正確に示そうとするものです。年をとるにつれて白昼夢のデフォルト・モードに誘い込まれるだけでなく、前頭葉が注意散漫を防ぐという上から下への強制的な責務を実行できなくなるのでしょう。

顔や風景を見せて顔だけに集中するようにいうと、年長の脳はたった1ミリ秒でも注意をそらす無関係な風景につけ入る隙を与えてしまうのです。年長の脳はその後、すぐに調整してそのような注意散漫から意識を戻しはじめます。しかし、その一瞬に注意の水門が開いてしまい、集中がそがれてしまいます。

　このせいで、年をとるにつれて処理速度が遅くなり、それにつれて記憶に干渉する可能性が考えられます。前頭葉が干渉を抑えるのに時間がかかりすぎて、最初から神経的「雑音」が多すぎるのです。初期の干渉が一番多かった人は、確かな記憶を形成したり、自分の言動に集中し続けたりすることに一番苦労している人のようだと、いくつかの研究が示しています。ガザレイはこういいます。

「入ってくる情報のいくつかを最初の1秒で抑制できないと、それは過剰な情報が同時に入ってくることを意味し、情報がいったん入ってきてしまうとそこに残るので、よくないことなんです。**年長の脳の一部では、（前頭皮質の一部である）前頭前皮質《ぜんとうぜんひしつ》の抑制機構があまり速く作動しないので、無関係な情報が入ってきてしまいます**」

　ガザレイのほとんどの研究は60歳を超えた成人に対して行なわれ、そのような困難はだいぶ前、つまり中年期からはじまっていることを示す証拠が十分にあります。中年期は脳が休みをとりたがりはじめる時期で、役に立たない情報がどんどん入ってきてしまうのに、デフォルト・モードに入ってぼんやりするのです。ガザレイは、「40歳になると、この現象が中程度の問題として現れます」といっています。

脳の力は、中年以降で人によって大きく異なる

集中力にまつわる困難は中年期の多くの脳に現れますが、すべての脳に起こるとは限りません。脳は40歳~70代のはじめ、または半ばまで、さらにそれ以降を対象にしたほぼすべての研究で、驚くべき多様性を示しています。脳はどの年齢でも明らかに多様ですが、中年期は多様性の範囲が広がりはじめる時期です。まだまだキレのよい明晰さで働く脳もあれば、鈍くなってくる脳もあります。そして、ほとんどがその中間にあります。つまり、大きな衰えが避けられないわけではないのです。

ジョンズ・ホプキンス大学で神経科学を長年研究しているマリリン・アルバートが述べているように、中年脳の真の特質は「多様性」、つまり個人差にあります。アルバートは、「そこで、私たちは『年齢障害性』と『非年齢障害性』という2つのタイプを作りました。問題は、この違いをどう説明すればよいかです。元気な脳の持ち主は年齢に関連した構造の衰えがないのでしょうか。それよりむしろ、適応する方策を発揮しているのでしょうか」といいます。

事実、これはまさに鍵となる疑問です。上手に年をとる脳とそうでない脳があるのはな

ぜでしょうか。さらに、アルツハイマー病のような本当の病気に対して、正常な加齢をさらに正確に定義できるのでしょうか。その違いを生む原因を見つけることができるのでしょうか。生まれながらのものに原因があるのか、それとも適応する方策に効き目があるのでしょうか。

脳がわずかな衰えを示しはじめるだけでなく、個人差の広がりが大きくなりはじめるのが中年期であるという事実に、科学者は何度となく驚かされてきました。それもこの事実は、人間の脳に限りません。知能試験の成績は年代で大きな幅があるものの、いろいろな動物を対象にした研究でも、成績の個体差が大きくなる速度が著しく増しはじめるのは中年期です。分かれ道に本格的にさしかかりはじめる時期なのです。アルバートは、「個体差がとてつもなく大きく、それも動物の種によらず、この個体差が見られます」といいます。

過去何年間も、人間の前頭葉と、前頭葉が注意を集中する能力についての最良の試験のひとつに「ウィスコンシン・カード分類課題」と呼ばれるものがあり、これは1940年代から使われてきました。

この試験の被験者はトランプの1セットを示され、最初に、たとえばハートなどのマークごとに分類するように指示を受けます。その後、分類方法を変えて、たとえば9のみとか5のみというように数字ごとに分類するように指示されます。この実験の意図は、脳がはじめに最初の課題を学習して、その後、別の課題に切り替えることです。

一般に、脳はそれまでにやっていたことをやり続けるようにできています。よい意味でマンネリが好きなのです。ですから、このカード分類の課題でもハートの分類をはじめたらその作業を続けたくなるのは自然なことです。切り替えるには、脳はそのマンネリに留まろうとする衝動を抑制して、代わりに新しい目標に移らなければなりません。

前頭葉の重要な役割のひとつが衝動を抑制することです。そして、前頭葉の抑制機構が働かないと、カードをマークごとから数字ごとに分類する作業がより難しくなります。やっていることを止めるための強い圧力がなければ、そのままやり続けてしまいます。9や5を引くべきなのに、ハートを引いてしまうのです。これは古典的な試験で、今でも使われています。でも、これをサルに使えるとは誰も考えませんでした。しかし、結果としてサルでもこの課題をかなりよくできることがわかりました。

サルの研究でわかった「ミエリンの侵食」による脳の衰え

数年前、ボストン大学医学部の神経生物学科長のマーク・モスは、年をとっていくサルの脳を研究していて、サル用に変更を加えたカード試験をサルに教えられるかという独創的な実験をやっていました。そして私が彼の事務室を訪れたときも、その実験から時間が経っているにもかかわらず、モスは驚きを隠せず「何ということか、教えられたんですよ」と興奮しながらいいました。

本当にサルに教えられたことを示すため、モスは事務室のそばにある研究室に私を連れて行き、アカゲザルのボージャングルズ君のショーを見せてくれました。ボージャングルズ君は注意がそらされるのを制限するために大きな箱に入れられて、コンピュータの画面に表示される赤い三角形、青い星印、緑の四角形という3つの図形を繰り返し見せられます。

まず、ボージャングルズ君は赤い三角形を選んだときだけご褒美がもらえるということを学習しなければなりません。試行錯誤の末、ボージャングルズ君はこれを理解し、正解するとチョコレートのお菓子をもらっていました。その後、青い星印を選んだときだけお菓子がもらえるようにルールを切り替えました。この目的は、ボージャングルズ君がルール変更の意味を理解して、赤い三角形から青い星印に切り替えるまでどのくらいの時間がかかるかを見つけることです。ボージャングルズ君の前頭葉が作動して、赤い三角形を選び続けようとする衝動を抑えられるかです。はたして、どうやったらお菓子をもらい続けられるかを考え出すことができたのでしょうか。

なんと、できたのです。出だしに何度か失敗しましたが、青い星印を選び、お菓子をもらうことができました。しかし、この実験には難点がありました。ボージャングルズ君は6歳の青年期のサルであり、人間でいうとだいたい18歳という若さなのです。この実験対象はまだ10代でした。そして、この課題は一般的に年長のサルには難しいものだということをモスは発見しました。

実際に、44匹のサルを調べた結果、モスはこの課題が難しくなりはじめるのは明らかに中年期であることを見出しました。これは、中年期のサルの脳をこれほど大規模に実験した最初の研究でした。ただ、この研究が見つけたことは手放しで喜べるものではありませんでした。その結果をモスは、『Neurobiology of Aging』誌に発表された画期的な2006年の研究で、「中年期のサルでは中年以降のサルと同様に概念集合の移行課題で成績が著しく低下することを示した」と述べています。

一般に、サルを対象とした試験は人間を対象とした研究が示唆してきたことを正確に映し出しています。しかし、人間については常につきまとう、こんな疑問があります。中年期のこのような困難は、発症前のアルツハイマー病や脳血管疾患の前触れから起こっているのでしょうか、それとも単に正常な加齢過程の一部なのでしょうか。

長年の間、この違いを少しずつ解明していくのは難しいと考えられていました。とくに、今では知られていますが、認知症は行動に明らかに現れるずっと前に発症していることがわかっています。でも、サルにはアルツハイマー病はありません。ですから、他の血管の問題があるかどうかによってサルをふるいにかければ、年をとるにつれて正常で健康な人間の脳に何が起こるか（すべてがうまくいくとは限らないように思えますが）のかなりよいモデルになると考えられます。

モスは研究を続ける中で、サルの脳をスキャンするだけでなく脳組織を調査しました。加齢は決して単純な過程ではありませんが、年をとって衰えていく脳の最も大きな元凶のひとつは、白質が選択的に衰えることだとモスは確信しています。そうです、成長すると、全般的にたいへん賢くなるのに役に立つ、あの白質なのです。

前にも説明したように、脳はニューロンの細胞本体である灰白質からできていて、白質はニューロンの長い腕を脳全体に延ばして、ニューロン間に信号を伝達しています。年をとると、その腕が「ミエリン」と呼ばれる脂肪の鞘《さや》で覆われるようになります。その脂肪の層によって信号がより速く伝わるようになり、伝達のタイミングもより正確になります。

概して、ミエリンは40代、50代、さらには60代までも増え続けます。しかしその一方、モスや他の研究者は、中年期になると一部の人で、また一部のサルでも、ある特定の領域でミエリンが浸食されはじめることを発見しました。

多くの場合、そのような損失があっても、重要ではありません。なぜなら、そのころはまだ損失よりも増加のほうが上回っていて、脳の機能はそれまでよりよくなるからです。ただし、モスは数匹の中年サルに最終的に白質の減少が見られることを見出しました。またモスは、白質のマイナス変化が最も大きかったサルはカード分類課題の成績が最も悪かったことを示す予備的なデータを入手しています。

現時点で明らかになっていないことは、まだたくさんあります。修復をうまくやっている脳とそうでない脳があるのがなぜかはまだ明らかではありません。いずれにせよ、中年サルの脳の一部でそのような問題があるのを確認して、モスは驚き、多少落胆しています。というのは、以前にはこの構造的衰えは検出されていなかったからです。モスは最初のデータを2006年に発表したとき、むしろ重苦しい感じでこう書いています。

「目立った障害が中年のサルにあったことは当初、多少驚きであった。認知的減退が何歳にはじまるのかはほとんど知られていない。本研究では、12歳という若さ（人間の年齢でおよそ36歳に相当）の中年のサルでもすでに障害が見られることを示した。実行機能（訳注：目標のある行動を計画したり維持したりするための認知機能）の不足は、加齢過程のこれまでに考えられていたより早い時期に発生するようである」

さらに、この数年間に、ある種の欠陥が人間の脳でどのように起こるかの全体像も明らかになってきています。しかし、これに関してもよいニュースばかりではありません。このニュースについて詳しい人物に、脳の衰えと加齢に関する第一人者になった研究者で、ミシガン州デトロイトにあるウェイン州立大学老年学研究所の神経科学者ナフタリ・ラズがいます。

私が偶然出会った唯一の現役神経科学者であるラズは、ソポクレスからの「老齢はおろか死さえも訪れない唯一の存在は神であり、神以外のすべての存在は、あらゆるものを支配する時間によって当惑させられるのである」（『コロノスのオイディプス』）、という引用を論文にちりばめ、年をとっていく脳に起こることを説明するのに簡潔で露骨に恐ろしい言い方をしています。たとえば、２００６年発表の『Differential Aging of the Brain: Patterns, Cognitive Correlates and Modifiers（脳の差別的加齢：パターン、認知的相関性、および修飾因子）』と題された、カレン・M・ロドリグと共同で著した科学文献の論評の中で、ラズは次のように書いています。

成年の年齢の範囲内にある個人の死後研究で、脳の構造に年齢関連の差異に対する防護が見られる。総体的な差異には、脳の重量や体積の減少、脳室拡大、大脳溝の拡張が含まれる。顕微鏡的研究によると次のような現象が実証されている。すなわち、ミエリン蒼白、新皮質や海馬、小脳における神経細胞体の喪失、大脳皮質下全体にわたるミエリン化繊維の喪失、ニューロンの委縮および異常形態、消耗色素の蓄積、大脳血管系の希薄化、シナプス密度の減少、求心路遮断、樹状突起スパインの喪失、ミトコンドリアの累積的損傷、DNA修復機能の減退、および損傷を受けた核DNAを持つニューロンの除去障害である。

ラズの推定では、私たちの脳は全般的に、年をとるにつれて10年間におよそ2パーセントずつ委縮するようです。ラズらは「可塑性には暗黒面がある」といいます。これは、人生を通して最も大きく変化する脳領域、つまり環境に対して最も敏感な領域である貴重な前頭葉が加齢の過程で潜在的に一番影響を受けるだろうということです。

年をとるのに成功した人、それほどでもない人

この説明で並べた学術用語はたしかに恐ろしく聞こえますが、ラズとモスは現役の他の神経科学者のほとんどと同じく、年をとっていく脳、とくに中年脳の主な特徴は、現在の知見にしたがえば、すべての人で一律に衰えるのではなく、個人差があることを強調しています。

モスは、中年のサルの一部にかなり重要な衰えが見られたことにたいへん驚きました。

それと同時に、サルの中年期の脳は白質の喪失や知能検査の成績に関して「ほぼ問題ない」レベルとたいへん「散在的な状態」のレベルが共存しているという発見にも目を細めました。ですから、「正常」な状態は努力次第で誰でも維持できるのです。

モスは、**「結局、年をとるのに成功した人とそれほどでもない人に分類する必要があるんです。老年でも脳が元気そうで、脳の働きが新品同様のまま年をとる人がたしかにいます。よりよく適応しているんでしょう」**といいました。

そして、私たちの脳にとって何が一番有害なのかもわかってきています。ある病気がまだ発現していなくても、かなり早期の段階でさえも、脳は影響を受けている可能性があります。私宛ての最近のメールに、ラズはこう書いています。

「皮質が委縮する速度には大きな個人差がありますが、加えて加齢以外にも原因となったり影響を及ぼしたりする要因はたくさんあります。たとえば、脳血管疾患と高血圧などの心臓血管系のリスク要因は（比較的軽度で薬によって抑えられていても）『加齢に敏感な』構造体である前頭前皮質や海馬に影響を及ぼします」

しかし、ラズはすぐに次のようにつけ加えました。「全般的に、中年期の正常な範囲の衰えは概して健康であれば誰もが経験するものですが、比較的小さく、現代の中年期は時間が長いことを考えれば、それほど重要ではないでしょう」

さらに重要なのは、**ニューロンの多くは死に絶えない**ということが科学者には今ではよく知られていることです。脳の基礎的な構成要素は留まるのです。ラズが指摘しているように、部分的な脳体積と白質結合性における年齢に関連した差異は認知能力と関係があるものの、研究結果を精査すると、観察された関連の程度は小さいことがわかっています。

また、私たちの脳は必ずしも誰もがまったく同じように年をとるわけではなく、ニューロンが大規模に絶滅することもないということから、ラズには希望の光が見えています。というのも、まさに、中年では著しい個人差があることを彼や他の研究者が発見したからです。ラズは次のように書いています。

「加齢とは時間が生物学的に発現するものですが、どの器官や系統にも等しく影響し、やがては細胞から思考まであらゆるものに影響します。しかし、**加齢の速度は個体、組織、器官、系統により差があるのです。その差こそが希望に値します。健全な加齢の完全な状態を普及させることができて、最悪で最も悲観的な要素の発現を完璧には除外できなくとも遅延させることができるならば、人生のうちまだ成長可能で楽しさも得られる時期を寿命の後々の10年間まで延ばすことができるのです。**つまり、今は少数の人々が享受している加齢における成功が標準的なものとなるのです」

一部の人々にとってこれは行きすぎかもしれませんが、場合によっては、年齢に関連した脳の多少の衰えが、それが集中力の領域であっても、有利に働くことがあるという兆しがあります。

このような兆しに関する研究はまだはじまったばかりですが、最近の研究のいくつかでは、無関係な情報が脳に忍び込んでくるのは実際に役に立つ場合があることが明らかになっています。

年長者に、予期しない語句が理解を邪魔するような文章を読むように指示すると、読む速度は大学生よりだいぶ遅くなります。しかし後に、その邪魔な語句に答えが依存する質問を両方の集団に尋ねると、年長者のほうが解答の成績がはるかによいのです。そう、**年をとるにつれて、物事の全体像が見えやすくなってくる**ようです。でも、潜在的な意味に注意を向けるようにいわれなくても、私たちの脳は注意散漫になりやすいのです。ときには便利だと後になってわかるような乱雑な情報を、邪魔になる可能性があっても取り込んでしまいます。このような研究では、**年長者は一見無関係な情報を脳のどこかに詰め込んでいるからこそ、正解にたどり着ける**ことがわかりました。

この分野の新しい研究を率先している、トロント大学の神経科学者リン・ハッシャーによると、このように**幅広く焦点があまり合っていない注意力の持続時間のおかげで、中年は状況把握が上手にできるのです。**そして、結局何が適切なのかがいつもはっきりしているとは限らない混沌に満ちたこの世界では、この能力は大いに役立ちます。おそらく、自分がメモした一見役立ちそうもない情報にも、後になって意味を持ってくるものがあるでしょう。

たぶん、他の人が話しているのを聞いているときに、年をとった脳細胞は、とりとめなく散漫になりながらも、本筋とは別のところで何が起こっているのかに気づくでしょう。また、相手があくびをしたりそわそわしているのに気づき、そういうちょっとした情報が後にその人をしっかり評価するのに役立つということもあるでしょう。

たしかに、他の研究でも、**年長者が人に会うと、最初に会ったときから、かなり多くの周辺情報を無意識に集めていて、その量は若者より多い**ということが示されています。ハッシャーがいうように、脳は（おそらく名前とか）細かいところでは多少ぼんやりしているものの、たとえばこの人は自信がありそうだとか、ずる賢そうだとか、より重要になると思われる他の情報を無意識に心に刻んでいるかもしれません。

このことについて、ハッシャーは、「人はこれを意図的にやっているわけではありません。『これは後々関係してくるかもしれないから、今のうちに注意しておいたほうがいいな』などということはないんです」といいました。さらにこうも。

「基本的には、自動操縦の乗り物に乗っているみたいなものですね。自然に起こっているんです。でも、実社会では意識的に何かをするということの重要性が過大評価されているように思うんです。また逆に、無意識に何かをするということの重要性は過小評価されているとも思います。**つまずかなかったり、壁にぶつからなかったりするのは無意識のおかげなんですから**」

ハッシャーは63歳ですが、自動操縦の乗り物はいつも有益だとは限らないことは認めています。たとえば、混雑した高速道路を運転したり、よちよち歩きの子どもを見張ったりしなければいけないときなどです。しかし、それでも、意外に多くの状況で、このように視点が広いこと、悪くいえば注意対象を絞れないことは役に立っても害にはならない場合があります。最近の研究結果をまとめてハッシャーはこうつけ加えました。

「詳しいことはまだまだ明らかになっていませんが、これは素晴らしいことですね。これらの研究結果が強調している見解は、認知的加齢は何かを失っても何かを得るという特徴があり、抑制を制御する能力が低下しているのを役立つと考えるか邪魔であると考えるかは完全に状況次第だということです」

さらに、まっすぐにはなっていないこの注意力が、ときには芸術を生む場合があるという示唆もあります。遮断がより少ない脳はより創造的な考えを持つ傾向にあることを示す研究がいくつかあります。ハッシャーがいうように、創造力に「普通は関連がないアイディアをまとめる」ことが含まれるのであれば、年をとった脳は、まさにその本質から、何か突飛で、新しくて、美しくもあるものを考えつく可能性が高いのです。

長年この分野を研究し、現在はミシガン大学の研究者であるジャッキー・スミスは、状況が適切であれば、注意がそらされる傾向は素晴らしいことにつながることがある、という意見に同意して次のように述べています。

「中心となるひとつのことに集中しないで、同時にいろいろなことに考えを巡らせていると、新しい関連を思いつくことがときどきありますね。これは測定が難しいのですが、**『発散的思考』**とか**『創造的思考』**といわれるものなんです。そして、運がよければ、物事の真相を本当に見抜ける力、何か真新しいことが得られます」

以前、50歳になったばかりの詩人である友人に注意散漫と創造力には関係があることを話すと、友人は私をちらっと見て笑いました。

「白昼夢を見る力が強くなる？　大丈夫。さまよえる心が奇妙な物事を新しい方法で結びつけるっていうのね。そうね、それも悪くはないわね。実際、詩人としてはそのほうがずっとずっとよいことなの」

07

中年以降は2つの脳を使おう

▼2つの脳は両輪となり力を発揮する

両側の脳を使って全体のつながりを把握する

中年脳のユニークな能力のうち「両側化《りょうそくか》」ほど奇妙で、潜在的に前途有望な素質はおそらくないでしょう。両側化と聞いても、何のことかまったく想像がつかないかもしれません。実際、この異様な現象を調べながら、私はこの現象に関係した資料を入れるファイルに、もう少し気を引くように、「2つの脳」とラベルをつけて保存しました。

このラベルは正確でないばかりか、ちょっと馬鹿っぽいですね。しかし、何かおかしなことが起こっていて、それは脳が学ぶもうひとつの技術に関係しています。完全には解明されていないものの、おそらく何かに動揺した経験から学ぶものです。

中年期のあるとき、困惑するような問題に直面した場合に、人は脳の片側ではなく両側を使う能力を発達させはじめます。それは重い椅子を片腕だけではなく両腕を使って持ち上げるようなものですが、椅子を持ち上げるのによりよい方法であるばかりでなく、脳を使うのにより効率的な方法でもあります。**両側の脳を使うのは、中年が全体像をつながりのある状態で見はじめる原因の一部です。**

たしかに、この力強い天賦の才能は、中年脳が実際にどれほど独特かを示すさらなる証左となっています。人生のもっと後にも見られる特徴ですが、「脳の両側を使う」というこの才能は中年ではじまることが多く、一部の脳が力を維持するために採用する適応戦略のひとつなのかもしれません。ある科学者は中年脳について話したときに、「もし何かひとつを挙げるとすれば、本当に素晴らしいのは両側化ですね」といいました。

若いときには脳の片側でうまくできたことを脳の両側を使ってやるようになるのは、どこかで何かが足りなくなったことを示唆していて、弱くなったり欠如したりした何かを埋め合わせているのだろうと思うかもしれません。

しかし、この2つの脳を使うという現象が興味深い面は、最も弱い脳にこれが見られるのではなく、最も頑丈な脳に見られるということです。最近の一連の研究では、この技術に頼る人が最も有能だということがわかりました。

デューク大学の神経科学者ロベルト・カビーザは、次のように述べています。

「脳がこのように積極的な発達をするというのは喜ばしいことです。年をとるにつれて直面する脳の衰えを前に、消極的に黙認するばかりではないんです。残っているよりよい部分を使うんです」

また、働いている脳の内部を直接のぞけるMRIのようなツールで科学者が調べたとき、そこにあったものは自分たちが見つけようとしていたものではありませんでした。科学者は反対のことを発見すると考えていたのです。

長年、脳が年をとるにつれ、脳が使う部分が増えるのではなく、減っていくと広く考えられていました。たしかに、年をとっていく脳の基礎的なモデルは脳損傷に似たものです。脳は年をとるにつれて怠けるようになると、ほとんどの科学者は確信していました。あまり洗練されていない初期の測定では、ほとんどの脳は年をとるとがんばることがなくなり、興奮するニューロンも少なくなるということが、ごく普通に発見されていました。いわば、年をとった脳は貧弱な脳だと認識されていたのです。しかし、この見方も今ではすっかり覆されています。

「脳の活性化不足は加齢の脳損傷モデルとうまく適合します」とミシガン大学の神経科学者のパトリシア・ロイター＝ローレンツは説明しています。彼女は最近、『Current Opinion in Neurobiology』誌に、この新たな見解のまとめとして次のように書いています。

「機能的な神経画像検査からは、年長者で脳が過剰活性化する、つまり脳の活動がより活発になるという結果が得られたが、これはほとんど予測できなかった」

トロント大学の神経科学者シェリル・グレイディは、この過剰活性化をチラッとのぞいた最初の科学者の1人です。1990年代はじめ、グレイディが米国国立衛生研究所にいたとき、「陽電子放射断層撮影法（PET）スキャン」と呼ばれる生きた脳を観察できる最初の機械を使って、年をとっていく脳を監視するというアイディアに興味を持ちました。

PETスキャンは脳の領域が活性化すると流れる血液の電荷を測定するもので、グレイディが見つけたかったのは、顔を一致させるようなありふれた課題で、年長者の脳が若い脳と同じように振る舞うのかどうかということでした。そこで、グレイディはまず、広く受け入れられている前提、つまり、課題の成績は年長者のほうが若者よりかなり悪く、興奮する脳細胞の数もより少ないという考えからはじめたのです。

しかし、この前提はどちらも間違っていることが判明しました。彼女が驚いたのは、**年長者の成績は若い成人とほとんど変わらず、使っていた脳細胞の数は少ないどころか一貫してより多かったことです。**年長者は若者と同じ脳回路を利用していましたが、この回路は顔一致課題で活性化することが知られているものです。

しかし、年長者は若者とは別の領域である強力な前頭皮質も利用していました。これは注意散漫になり、デフォルトの白昼夢モードに陥ってしまう脳の特質ではなく、最も機能する脳が最も強力なツールをつかんだことを意味します。追加の後押しが必要な場合、それを前頭葉から得ているのです。

以前、私がグレイディと話したときに、「これには驚きましたよ。顔一致課題で、年長者は若者と同じ回路を使っていることを確かめたかっただけなんです」といいました。さらにこうも。

「年長者は課題の成績がより悪いだろうと予期していて、脳の活動レベルがより低いというのが実際的な仮説でした。それに、前頭葉の活動が高まるとは考えてもいなかったです。私たちは、いったいどうしたことなんだろうと思いました。これは驚くべきことで、この発見以来、この分野の研究者がこぞってこの結果を確認しようと躍起になっています」

年長者の脳は、困難に直面すると適切で必要な処理をする

グレイディはこの研究の先頭に立ってきました。わずか数年後の1997年、グレイディはロベルト・カビーザと共同でこの結果が単に偶然なのかどうかを見つけようとして、ある疑問にぶつかります。それは、「年長者の脳は比較的単純な課題に取り組む際にもこのように脳活動を活発にしているのか。それとも、どの年齢でも精鋭の前頭葉からの助けが必要になるような、困難な課題に取り組むときにはそうするのか」という疑問です。

この疑問への答えを見つけるため、研究者は若者と年長者の脳に課題を与えてスキャン

しました。一対の単語、たとえば「parents（親）」と「piano（ピアノ）」を覚えようとしている状態だけでなく、後で正しい一致を思い出すといった、脳にとって複雑な課題に取り組んでいる状態の様子を観察したのです。

そして、ここでも得られた結果は同じでした。若者の脳は予測通りに、最初に単語を覚える（「コード化する」と呼ばれる）ときに前頭葉の左側だけを使い、その記憶を取り出すときには前頭葉の右側に切り替えました。これは定着したパターンです。この複雑な課題に、若者は脳の片側だけを使います。

しかし、年長者ではこのパターンがまったく当てはまりませんでした。新しい方法で脳を使っていたのです。最初に単語の記憶を形成する際は、前頭葉の左側をあまり使っていませんでした。さらにそれだけでなく、**単語を思い出すという難しい課題を行なうのに、右と左の両側を使って課題を進めていたのです。**

これは、かつては脳の片側だけで行なっていた作業を両側で行なうという、多くの研究者が「両側化」と呼ぶようになった現象の典型的な事例でした。そして科学者は、この現象が単に年をとっている脳で起こるだけではなく、機能が高い脳でも起こることを見出しつつありました。困難な課題に直面すると、持っているものすべてを活用して、必要な作業を行なうのです。

このことは、年長者の脳は若いときとまったく同じように振る舞うほうがよいという考え真っ向から対立します。若い脳といつも同じがよいとは限らないと考えられるのです。

カビーザはいいます。

「脳が両側を使っていると能力は向上します。年長者の脳が機能を再編成しているうちに、神経的な発展性を追加しているのです」

年をとった脳は仕事をきっちり終わらせるのにより強い脳力、つまり、より多くの神経分泌物を使います。そして、この現象は中年にはじまることが多いのです。


では、両側化はなぜ起こるのでしょうか。最も納得できる説明として、脳が年をとるにつれてこの技術を覚えるのは、単純にこれが役に立つからです。結局、年長者の脳は行き当たりばったりで領域を補強しているわけではありません。むしろ、グレイディが「機能を助ける力がある」という領域、最も役に立つ脳の部分である前頭葉に主に頼っているのです。

ただし、おそらくこれには不都合な点が伴います。やろうとしているひとつのことに脳のあまりに多くの部分を使ってしまうと、同時に何か別のことをやる場合に脳の力が少し不足すると予想できます。どの年齢であっても並行作業は脳に重い負担をかけますが、年をとるにつれて並行作業が徐々に苦手になっていく場合が多いのです。

神経科学者のロイター＝ローレンツは、「過剰活性化には目に見えないコストがあるでしょう。年長者の脳が神経回路をより多く使う限りは、負担をかけることができる脳資源の上限に達する可能性がより高いのです」と警告しました。

賢い人ほど、2つの脳を使っている

最近の研究では、最も鋭い脳だけがこの技術を学び、実行することが明らかになっています。

たとえば、カビーザが2002年に行なったある研究によると、「2つの脳」を使うという この現象は、能力の全般的な高さとはっきり関連がありました。

まず、年長の成人を能力の高いグループと低いグループに分けました。対象者の認知能力は高低にかかわらず正常の範囲にあります。そして、健康な若い成人のグループとともに比較的複雑な課題として、この場合はワードペアの一致を行なうように指示しました。

PETスキャンの結果、若い成人は予想通り脳の右側を使い、知能検査でもよい成績でした。それに対して、脳の右側だけを使っていた年長の成人は認知能力の成績が低いほうにありました。若者と同じ脳領域を使っていても、あまり効率よく使えていなかったのです。しかし、**同じ年長者でも前頭葉の両側を使っていた人は認知能力が優れていました。**

実際、この傾向はあまりにはっきりと出たため、カビーザは2002年の研究『Aging

Gracefully: Compensatory Brain Activity in High-Performing Older Adults（優雅に年を重ねる：高能力の年長者における補償的な脳活動）』で、「HAROLD（ハロルド、Hemispheric Asymmetry Reduction in Older Adults＝年長者における両脳の軸対称の減少）」と名づけたほどです。かみくだいていうと、賢い人であれば、それ相当の脳力を必要に応じて利用する方法がわかっているということです。

この数年間にわたって、この考えはさらに推し進められています。たとえば、シェリル・グレイディとトロント大学の心理学者メラニー・スプリンガーは、「若い成人は下位の側頭葉《そくとうよう》という領域を使って一部の記憶課題を解決していたが、課題の成績がよかった年長者は代わりに上位の前頭葉を使っていた」ということを最近の研究で発見しました。さらに興味深いことには、教育レベルが最も高い成人が、この主要な脳領域を活用していたのです。

教育レベルが高い人々は、年を経て、必要なときに上位の脳の強化策を活発にするのに単に慣れているだけということもありえるでしょう。グレイディ自身はこう結論づけています。

「教育レベルが高いほど、年長者は前頭葉の領域を活用している可能性が高く、その結果、記憶能力もよいのです」

高等教育によって、年長者は「備蓄していた力を呼び出す」ことができるようです。これは、脳のより大きな領域を呼び出すことができた人は、長い目で見るとよりよい状態になるということです。また、この脳の技術は、グレイディがいう「機能的に重要である」と同時に、「より大きな脳領域を活用できる年長者は成績もよいのです。場合によっては、年をとるにつれて、脳は弱まるどころか強くなります」ということを示唆しています。

若いころは脳が比較的新しく、その必要がないので、わざわざ脳の両側を使ったり上位の脳領域を利用したりしないのかもしれません。ただし、無関係な情報からの干渉である「神経ノイズ」が増えるにつれ、脳は集中するために最も強力な領域の助けを求めます。

このことをデューク大学のカビーザは、「たとえていうと、静かな場所で叫んでも、意味がないし効率的な伝達方法ではありませんね。でも、騒音が多い場所では、叫ぶほうがよりよく伝わりますし、伝達方法としてもより効率的です」と説明しています。

脳の「足場」を作る

最近、パトリシア・ロイター＝ローレンツとテキサス大学ダラス校脳健康センターのデニーズ・パークは、このような見識をひとつにまとめて「足場作り」というまとまった概念にしています。この概念でロイター＝ローレンツらは、「脳は常に再編成され、必要に応じてより多くの脳細胞を活用するように意図的に作られている」と主張しています。よりよい、より注意深く手入れされている脳は、困難の乗り切り方が最も上手なのです。パークは次のようにいいました。

「脳の中で起こっているのは、再配線、再編成を試みて、変化やわずかな傷害に反応して脳が継続的に新しい足場を作っていることだと私たちは考えています。中年期はこのような現象の一種の岐路で、この新しいパターンを学習する脳としない脳が分かれるのだろうと思っています」

パークはさらに次のようにも述べています。

「脳を健康に保っていれば、足場作りもよくなり、適応能力も存続します。つまり、中年期の決断や出来事が、よくも悪くも後々に影響するということです。30代で関節をすり減らしてしまっても、70歳になるまで気づかないことがあるようなものです。脳にも同じことがいえます。中年期では自分の行動が重要です」

ロイター＝ローレンツは、私たちを励ますかのごとく次のように話しています。

「近年、脳の傷害や衰えが避けられないという加齢の陰うつな特徴が変わってきています。その代わり、新しく生まれた説では、年をとると得るものも失うものもありますが、よりよく年をとることは可能です。**加齢は必ずしも何かを失う、何かが衰えるという一方向の過程ではなく、何かを得る、何かが強化されるという方向が入り混じった複雑な現象です。**

その特徴は脳細胞の再編成、最適化、それと豊かで幸せな人生を維持できる、持続する機能的柔軟性です」

2つの脳によって創造的な考えを生み出す

実際、議論をさらに先に進めて、両側の脳力を使うことは、中年脳の力と創造力についての鍵となる要素なのかもしれないことを示唆している研究者もいます。

たとえば、2言語を操る年長者は、人生を通じて脳の別々の部分で2つの言語を柔軟に使いこなす能力を発達させていて、脳機能に年齢からくる衰えがより少ないことが示されています。早いうちから脳の多くの領域を使うというパターンを固めた人は、その先さまざまな範囲の能力がよい状態にあるかもしれないということがいえるでしょう。

加齢について長年研究している、『いくつになっても脳は若返る』（ダイヤモンド社）の著者であるジーン・コーエンは、芸術とニューロンとの関係を研究し、創造的な考えや解決策は、この巧妙な脳の技術に由来する部分もあると考えています。年をとるにつれて脳の2つの側がより絡み合って、全体像を見たり、大きなことを考えたりできるようになり、最終的には芸術の域に達するとコーエンは確信して、次のように話しています。

「中年期には脳の左半球と右半球はよりよく統合され、創造力がより大きくなっていきます。年をとるにつれてニューロン自体の処理速度はいくぶん遅くなるかもしれませんが、ニューロンの絡み合いがより豊富になるのです。年齢が編集、法律、医療、コーチング、管理職などの職業で有利になるのはそのせいでしょう」

さらに次のように説明しています。

「脳でつながりの密度が濃くなるにつれ、脳機能の二分化がより緩くなります。ほとんどの人で、左半球は発話、言語、論理的推論に特化しており、右半球は顔を認識したり感情のシグナルを読み取ったりするような、より直観的課題を処理するようになります。しかし、このパターンは年をとるにつれて変化していくのです。年長者は両方の半球を使用する傾向にある。このような神経的統合により、思考を感情に適合させるのが容易になるのからです」

ロベルト・カビーザは、この考えが馬鹿げているとはまったく思っておらず、こう述べています。

「たぶん、片方の脳を超えて課題を扱うことができると、単に成績がよくなるんでしょう。身体的なことにも見られますね。両手を使って椅子を動かすとか、何かを拾うのに膝を曲げるなどです。要するに、そのほうが何かをするのに都合がいいんでしょう。ケガを防ぐことができますし、全身のためにもいいんです。知恵というのが脳を違った方法で使うのを学ぶことだとすれば、まあ、たぶん、最終的に、それもうまい方法でしょう」

生まれ持った遺伝子という道路地図

ハーバード大学医学部の研究室の裏部屋には、大きな箱型の冷凍庫があります。この中身はおよそ零下96度で保存されています。ふたを持ち上げると小さなプラスチックの容器が並んでいて、その中には人間の脳の小片が詰まっています。ここにある脳の試料は注意深く記号がつけられて分類され、26歳〜103歳までの成人から取られたものです。

そして、これらの脳の中に、顕微鏡でしか見られないほど小さなしわの奥深くに、中年期になると脳が本格的にいろいろな道をたどる「旅」に出る、つまり**脳によって個人差が発現されること**のさらなる証拠を科学者が見つけています。このようにさまざまな道をとるのは、教育レベルやその他の適応方法に関係がある可能性がありますが、脳の進路は遺伝子（細胞内のDNAの切片）によっても決まります。

私たちは誰もが遺伝子の道路地図を持って生まれてきます。遺伝子のあるものはある種のタンパク質を活性化するようにプログラムされていて、その結果、身体や脳の機能を制御します。しかし、それらの遺伝子は、人生の途中で損傷する場合があります。損傷の理由にはいくつかありますが、おそらくあらかじめ定められた加齢の正常な進行や、私たちが生活の中でさらされている毒素の程度などが原因として考えられています。さらには、定期的に運動をするか、健康的な食事をしているか、頭を打ってケガをしたか、何らかの病気になったかといった生活環境での自分たち自身の行動が損傷を引き起こすのです。こうした損傷が起こると、遺伝子は脳細胞内のタンパク質に何をすればよいかの適切な指示が出せなくなることがあります。

冷凍された脳細胞を扱う科学者は、さまざまな年齢で脳内の遺伝子が示す活動の研究の結果、見事にあるパターンを見つけました。遺伝子の損傷や活動を測定できる新しく発明されたツールである遺伝子チップで脳試料をスキャンした結果、全般的な状況として、予想通り40歳未満のグループでは損傷は少なく活動が多かったのに対して、73歳をすぎたグループでは損傷がより多く、活動は少なかったのです。

しかし、中年脳は地図のあちこちに散らばっていました。45歳のある男性の脳は、70歳すぎの人の平均的な脳と最も似ていました。一方、53歳のある女性の脳は、30代の人の脳と一致していたのです。

脳を損傷から守り、新しいつながりを作る遺伝子

ハーバード大学の神経科学者で冷凍庫の中の脳を調べたブルース・ヤンクナーは、「中年期をすごす間、加齢の速度に個人差が発生しているのかもしれません。『老齢』の状態に近づく速度に差があるんです」といい、さらに次のようにもいいました。

「脳試料は死体から取ったものや、脳外科手術を受けた人からのもので、そのような条件は何らかの影響があるものの、全般的にこれらの脳は正常とみなすことができ、健康な、生きた脳に発見されるものと同じだということを示しています。中年では、脳は個人差がとくに激しくなります」

2004年に科学誌『Nature』に発表されたヤンクナーらの研究は、遺伝子という最も基本的なレベルで脳年齢がどうなっているのかを遺伝子チップ（マイクロアレイ）を使って体系的に調べた最初のものです。とりわけヤンクナーの研究は、この新しい技術を利用して脳が年をとるにつれて遺伝子のレベルで何が起こっているのかを理解しようとしていました。すでに、彼のチームは脳内にある2000個のタンパク質関連の遺伝子を調べて、まったく同じ結果を2度も得ています。

加齢によって影響を受ける遺伝子（全体の約4パーセント）の変化は、一般に30代後半にはじまりますが、これは今まで考えられていたよりだいぶ早いものです。とくに、ヤンクナーは、学習や記憶、また脳細胞の柔軟性に重要な役割を持つ約20種類の遺伝子に年齢関連の変化を発見しました。

ここでもよいニュースがあります。ほぼ同じ時期、30代後半〜40代はじめにかけて「看護遺伝子」というもうひとつのグループの遺伝子が、脳の損傷から防ぐために介入してくることをヤンクナーは発見しました。これはニューロンを損傷から守ったり、損傷したニューロンを修復したりする遺伝子で、この時期になると「超過勤務」をするようになり、おそらくそのおかげで損傷の影響が発現するのが遅くなるようです。これも認知的衰えが人生のずっと後になるまで発現しないことがよくある理由の一部でしょう。

それが、優れた知的能力が他の人より長く維持される人もいる理由なのです。おそらく、看護遺伝子を他の人より多く持っている人がいて、よく機能する看護遺伝子をどういうわけか維持できているのです。そして、このような顕微鏡的な違いが中年期に発現しはじめます。私が最近ヤンクナーと話をしたとき、次のように述べていました。

「40歳未満の若者に共通した類似の特徴があるのと同時に、また73歳すぎの人にも共通した類似の特徴があることがわかりました。しかし、**最も個人差が激しいのは40歳〜70歳のグループでした。**ちょうど中年期ごろ、年齢関連の遺伝子に変化が見られます。このような遺伝子は、すべてが同じ速度で年をとっていくのではありませんでした。若者と類似したものもあれば、むしろ老人と類似したものもあります。この差はたいへん顕著です。研究はまだ初期段階ですが、シナプスの機能や学習、記憶に関係する遺伝子のこのような変化は、中年期に短期記憶などの能力が微妙に衰えることを説明するのに役立つかもしれません」

ただし、他の遺伝子も関係しているとして、ヤンクナーはより楽観的にこうつけ加えました。

「これは細胞を損傷から守り、新しいつながりを作るのを助ける遺伝子です。ですから、この衰えがあるのと同時に、この補償的活動も効力を見せはじめるんです。ほとんどの中年で、たぶん衰えと補償の間でバランスが取れているんだと思います。もちろん、バランスが取れている状態でどちらの側が勝つかが明らかに重要です」

ヤンクナーが好きな逸話に、93歳のある女性の話があります。この女性は亡くなる前にほぼ完璧な認知状態を示していて、死後に脳をヤンクナーの研究室に寄贈しました。研究者が彼女の脳を調べると、中年の遺伝的脳パターンを持っていたことがわかったのです。ヤンクナーは「この女性は認知に衰えがなく、脳も同じく衰えていなかったことがわかっています」といいます。

こんなに運のいい人がいるのはどうしてでしょうか。食べ物のおかげでしょうか。それとも読んだ本とか、行動のおかげなのでしょうか。一方、脳に関してとても運の悪い人がいるのはどうしてでしょうか。運のいい人は最初から他人よりよかったのでしょうか。それとも、ヤンクナーが思っているように、脳内によりよい修復機構や適応方法を持っている、またはそのようなものを発達させたのでしょうか。また、このような機構があるというのは、脳のより多くの領域、2つの脳を呼び出す能力が維持されていて、そのおかげだということを意味するのでしょうか。

すべては既定の遺伝子のプログラムにしたがっているだけだという可能性があります。おそらくこれまでに、進化が選択を引き起こしたのだとヤンクナーは憶測しています。長い時間をかけて証明されるかもしれないのは、心臓の筋肉を強く動かし続けるほうがより重要で、脳についてはとくに短期記憶で多少の衰えを許したということです。やはり、**より重要なのは朝食に何を食べたかを正確に思い出すことではなく、自分の心臓を強く動かして怒り狂ったトラから逃げることでしょう。**

それでも、ヤンクナーや他の研究者のほとんどは、結局、年をとっていく脳内の変化は遺伝子（DNA）からきているだけでなく、DNAとそれを取り巻く「スープ」にも原因があると考えています。つまり、**環境と生活のしかたも関係しているのです。そして、努力すれば衰えを防ぐことができます。**中年の間に自分自身に対して行なうことがとくに決定的になるでしょう。50歳で自分自身の脳も岐路に立っているヤンクナーは、次のようにいっています。

「損傷を修復するために、人間の細胞には冗長なシステムがたくさん組み込まれています。脳を衰えさせないで維持するためのよいシステムがあります。さらに驚くことには、このシステムはとにかく故障してしまうんです。それが加齢の大きな謎です」

08

損傷から逃れる「脳力」

▼必要なときに利用できる「予備の能力」の可能性

アルツハイマー病の症状が出てこない人の脳

では、結局、中年脳がそんなに優れていて素晴らしいなら、その状態を保つためには何ができるのでしょうか。

この疑問に答えるためには、今は亡き修道女についての話からはじめるのが最適でしょう。この修道女は、科学文献で知られている名前はシスター・バーナデットです。彼女は、脳に対する最も強力な策略かもしれない、刺激的なヒントを示しました。シスター・バーナデットはよく知られている「ナン・スタディ（修道女の研究）」の参加者でした。1986年以来、ケンタッキー大学の科学者デヴィッド・スノウドンらは脳がどのように年をとっていくのか、そしてなぜ年をとるのかを探るための類いまれな実験で、678人のカトリックの修道女を研究しています。

この研究の一部として、ノートルダム教育修道女会の会員である修道女は、定期的に知能検査を受けていました。この検査の内容は、動物の名前を1分間にいくついえるか、硬貨の数を正しく数えられるか、カードをチラッと見せてそこに書いてある単語を記憶した後、いくつ覚えているかを調べるものです。長年の間、参加者は個人情報、たとえば両親がどんな人だったか、どんな病気にかかったことがあるか、学校に何年間行ったかも提出していて、このような詳細な情報は注意深く分類され、修道院の書庫に保管されてきました。

そして、この研究でおそらく最も重要なのは、修道女は全員、死後に脳を寄贈することに同意していて、脳はプラスチックの容器に入れて研究室に送られることです。そして、研究室では脳を保存し、分析します。

一般に修道女は、多量の喫煙や飲酒といったとりわけ脳によくない上に結果をゆがめてしまう活動をやらないので、格別の研究対象です。そして「ナン・スタディ」は、認知症は軽度の脳卒中や食事に含まれる葉酸の不足に関係している可能性があるなど、これまでにさまざまな素晴らしい発見を提供してきました。注目すべき結果として、**20代の自分について書いたときにたいへん複雑で、楽観的な考えが多く、非常に精細な文章を使っていた修道女は、10年後に認知症になるリスクがより低いことがわかりました。**

そのような新事実の中にあって、シスター・バーナデットの話は際立っています。修道女の中でも、彼女はピカイチでした。若いころに修士号を取得して21年間小学校で教え、さらに高校で7年間教えていました。ナン・スタディにおいて、81歳、83歳、84歳での各種の知能検査で高得点を取っています。重度の心臓発作により85歳で亡くなってから、シスター・バーナデットの脳は分析のために研究室に送られてきましたが、最初は誰の脳か明らかではありませんでした。

一見したところ、脳は健康なようでした。重さは1020グラムで、これはほぼ正常でした。しかし、スノウドンはその感動的で、心を揺さぶる個人のエピソードにあふれた著書、『100歳の美しい脳――アルツハイマー病解明に手をさしのべた修道女たち』(DHC)で、シスター・バーナデットの脳を顕微鏡的に調べて、彼女の脳が他とはとても違うことを発見したと語っています。スノウドンは次のようなことを書いています。

「アルツハイマー病は、彼女の脳で広範囲に広がっていたことは間違いない。海馬や新皮質に乱雑なもつれが見られ、それは前頭葉にまで達していた。さらに、新皮質には多量のプラーク(斑)があった」

事実、アルツハイマー病の重度を判断するある尺度によると、シスター・バーナデットは最も重いレベル6と診断されました。しかし、どうしてこのようなことが起こるのでしょうか。亡くなる間際まで知能検査で素晴らしい成績を示していた女性が、アルツハイマー病の特徴である多量のプラークやもつれを持っていたとはどういうことなのでしょうか。

スノウドンは自身の驚きをこう表現しています。

「**新皮質に多量のプラークやもつれがあっても、その脳領域の機能は驚くほど保持されていたようだった。**それはまるで、彼女の新皮質がどういうわけか破壊に対して耐性を持っているようだ。シスター・バーナデットは、私たちや他の研究者が『脱走者』と呼ぶようになった人だったように思える」

シスター・バーナデットには、脳に認知症のさまざまな身体的兆候があって、何かが何らかの形で彼女を認知症から守っていたと考えられます。シスター・バーナデットの例を、興味深くはあるが特異なものとして片づけてしまうのは簡単でしょう。彼女のケースが偶然であれば、そのように考えたくもなります。でも、そうではないのです。

ロンドンの退職した教授の場合を考えてみましょう。この教授は、チェスが好きで、しかも並外れて強かったので、脳科学界では「チェス・プレーヤー」と呼ばれています。ゲーム中は、7手先まで簡単に読むことができました。しかし、あるときこの教授は、自らのある変化に気づきました。妻や家族はとくに変わったところはないと考えていたものの、自分は心配になっていました。その心配とは、たった4手先までしか読めなくなっていたことです。

　何かたいへんなことに違いないと確信した教授は、ロンドン大学ユニバーシティー・カレッジ神経学研究所の神経科医ニック・フォックスの診療所を訪れました。しかし、調べてもらったところ、何の問題も見つかりません。教授は、認知症の初期の兆候を検出するための一連の検査を一通り受け、脳スキャンの結果も正常でした。教授は当時73歳でしたが、その後もチェスをしたり、歴史の本を読んだり、手の込んだ料理を作ったり、家計を管理したり、さらにはコンピュータの使い方を学んだりしていました。また、その間も脳スキャンで検査を続けていましたが、重大な変化はほとんど検出されなかったのです。

　そして、数年後、教授は脳とは関係のない病気が原因で亡くなりました。フォックスや彼の家族が驚いたのには、解剖の結果、この教授こと「チェス・プレーヤー」の脳も、アルツハイマー病のプラークともつれにむしばまれていたことが発見されたことです。教授は認知症の進行症例のようでした。それなのに、何年もの間、その外的兆候は、チェスで7手先ではなく4手先しか読めなくなったことだけだったのです。

　これはどういうことでしょうか。病気でたいへんな損傷を受けていながら、脳はどうしてあれほど高いレベルで機能できていたのでしょうか。何かがチェス好きの教授の脳を保護していたのでしょうか。彼もまた、シスター・バーナデットのように「脱走者」だったのでしょうか。

脳を損傷から守る「認知的予備能」

他の人より脳の損傷に耐えられると思われる人がいるのはなぜか。また、同じ重度の脳卒中患者が2人いても、1人は重度の傷害に苦しみ、もう1人は回復するのはなぜかという疑問に、長年の間、科学者は答えを見つけられずにいました。

この差は神経科学者にとっては、とくに当惑するものでした。というのも、大部分の神経科学者は、IQの得点に若干のバラツキがあることは別として、健康な脳はほとんど同じだと信じていたからです。長い間信じられてきた科学的な考えによると、3歳ごろをすぎると脳を優秀にする絶好のチャンスは閉ざされはじめます。たしかに、それ以後でも、たとえばフランス語の能力を磨くことはできますが、脳の基本的構造はほぼ固まってしまうと考えられていました。

さまざまな点で、この考えは腑に落ちるものです。身体の他の細胞と違って脳細胞は分裂せず、そのため、生きている間はずっと同じニューロンを持っているのです。年をとるにつれ一部の脳細胞は次々に死んでいきますが、置き換えられることはなく、脳には死んだ細胞がガラクタとして蓄積されていくと考えられていました。実に、大きな変化は不可能であるばかりでなく、もし起こったとしても大部分が悪い変化だとみなされていたわけです。

しかし、このような見方も今は変わりました。たいへん保守的な神経科学者でさえも、**一生を通じて、最も基本的なシナプスのレベルで脳は手直しすることができ、おそらく大幅に改善することも可能だろう**という意見に同意しています。そして、生活構造が平日のすごし方だけでなく、休日のすごし方でさえも、病気、脳の損傷、さらには年齢にしたがって起こる、より微妙な変化に対してどう反応するかに影響があるのです。

これが、現在**「認知的予備能」**と呼ばれる現象の基本的概念です。人によっては脳にある種の力の蓄えがあるか、脳がそのような力を発達させて、**状況が厳しくなってくると、この蓄えた力が脳を保護する役割を果たします。**たぶん、シスター・バーナデットやチェス・プレーヤーの脳がそうだったように。ただし、認知的予備能を持っている人は、従来の意味で賢いというわけではありません。むしろ、このような人たちは脳力に緊急の「隠し場所」があるのでしょう。おそらく、脳内のつながりがより強力で、その回復力がより強かったり、より効率がよかったり、修復システムを必要に応じて呼び出せたりするのでしょう。一部の脳では、より大きな損傷に対して耐性を持てるようにする、ある種の知的「詰め物」を発達させているのかもしれません。

神経科医のフォックスは、「チェス・プレーヤーの脳を解剖したとき、表面上の機能障害は比較的軽度だったのに、彼の脳にはあれほど広範囲な変化があったとは驚きでした」

といいました。この予備能とはいったい何でしょうか。これは目に見えるのでしょうか。触れられるのでしょうか。もし望むなら増やすことができるのでしょうか。認知的予備能はまだ研究途中です。これは脳についての話の中で最も励みになるもののひとつで、とくに「中年脳」にとってはこれまでになかった確実に最高のニュースです。

灰白質の量が多いと認知的予備能を保てる

1980年代のはじめ、ロバート・カッツマンはニューヨーク市近郊のライという町に住んでいて、ニューヨークのアルバート・アインシュタイン・カレッジ・オブ・メディシンの神経学科長でした。この仕事をしている中で、カッツマンは認知症に苦しむ患者を何百人となく診察していましたが、認知症に対して彼ができることはほとんどありませんでした。当時は、そして今も同じですが、アルツハイマー病についてはほとんど知られていませんでした。

そこでカッツマンは、この病気についてさらに深く研究しようと決意したのです。科学者は、アルツハイマー病で亡くなった人は通常、脳にプラークや繊維のもつれがあることは知っていましたが、そのような変化とアルツハイマー病との関係ははっきりしていませんでした。

「もつれの多さは病気の重さに等しいのか」という面だけでも明らかにしようと、カッツマンはマンハッタンの老人ホームに住む高齢者のグループに対する研究をはじめました。この研究の初期の目的は、プラークやもつれの量が認知症の重度を決定するという過去の研究結果を追認することです。そして、実際にカッツマンは、思い描いた通りの結果を得ました。1988年の研究では、カッツマンは老人ホームに住む137人の脳を死後に解剖し、もつれの数と知的衰えにはっきりした関係があることを確認したのです。

カッツマンはさらに別の発見もしました。彼の研究の中で「グループA」と呼ばれているグループでは、前に述べたパターンにまったく当てはまらなかった患者がいました。このグループの10人全員には、脳に多量のもつれがあったのです。後にシスター・バーナデットやチェス・プレーヤーに見られたように、このグループの人たちも、亡くなる直前まで認知機能が高く保たれていました。もつれは多くても認知能力は一流だったというわけです。ニューヨークの老人ホームで、カッツマンは「脱走者」たちの最初の実証例を見つけ、1988年2月に発表した論文で次のように書いています。

我々の研究はグループAに関して注目すべき結果を得た。グループAに属する被験者には、知的状態は維持しながらアルツハイマー病タイプの組織学的変化が見られた。アルツハイマー病の変化があり、認知障害のないこれらの被験者は、組織学的マーカーや脳に病的状態がなく認知障害もない被験者から構成される対照群と同様に、機能的にも認知的にも健常であった。……したがって、アルツハイマー病の変化を示しながらも知的状態が保持されている高齢者のグループが存在すると結論づけることができる。

新しく、従来とは違った概念はすんなりと受け入れられるとは限らないことを知りながらも、私はカッツマンに当時の他の科学者の反応を思い出せるか尋ねてみました。「物議をかもしたか、だって？　それは、もちろん」と笑いながらこういいました。「あの結果は新しかったから、自然と物議をかもしたっていうことですよ。でも、当時はあの結果は正しいと信じていましたし、それは今でも変わりません。こちらにはデータがありましたから」

実際に起こった通り、彼はそれ以上のデータを持っていました。カッツマンは、グループAの脳は何らかの形で守られていただけでなく、サイズも大きいことを発見したのです。当時、彼はこのように書いています。

測定した皮質の3つの領域における大型ニューロンの数に関して、老人ホームの住人である被験者はアルツハイマー病を持つ認知症患者のみならず、対照群の被験者と比較しても多かった。グループAの脳は他のグループより重たかった。これは、年齢の高い高齢者に通常見られるより委縮が小さかったこと、また、このグループの患者は元々ニューロン数が多く、脳のサイズも大きかったため、予備能も大きかったことを示唆している。

カッツマンはこのデータの意味を不思議に思いながら、このように続けています。

グループAの患者は初期のアルツハイマー病になっていたが、この予備能が大きかったため臨床的に発現しなかったということを暗示している。錐体《すいたい》ニューロンが完全のまま保持されていて、年齢で合致させた健常な被験者と比較して脳が大きい（被験者は正常な加齢に伴う大型ニューロンの委縮およびアルツハイマー病で通常発生する大型ニューロンの損失から逃れているため、アルツハイマー病の変化がはじまっているにもかかわらず知的状態が保持されているのだろう。そうでなければ、これらの被験者は脳が元々他のグループの被験者より大きく、大型ニューロンの数もより多かったため、予備能が大きかったといえるだろう。

ここに、「認知的予備能」という概念が公式に生まれたのです。それはまた、最初から大きな脳と関連がありました。たしかに、シスター・バーナデットの脳を解剖する手伝いをした実験助手が似た見解を数年後に述べています。

「最初のMRIスキャンを見てください。灰白質の量が異常に多いことを示しています」

これはスノウドンがその著書で詳述しているように、「シスター・バーナデットの脳では灰白質の量は、研究対象の他の修道女と比較して90パーセントも多かった」のです。

「教育」が脳を変える

脳にもつれがあっても、中学3年生のクラスを教えることができる「脱走者」になる可能性があるのです。しかし、先生として教えるには脳が大きくなければならないのでしょうか。

幸運にも、科学はここで終わりにしません。認知的予備能の研究が成熟するにつれて、この概念が単なるブーム以上であることがますます明らかになってきています。脳の大きさとは相関関係があるものの、認知的予備能はそれほど単純ではないこと、また、手に入れようと思えば入れられるものであることもわかりました。

この追加の脳力を作るのに主に貢献しているのは「教育」だということが判明したのです。小学校の先生はこのことを知ると誇りに思うでしょう。**教育をより長く受けた人ほど、必要に応じて脳のより大きな部分を、よりうまく呼び出すことができると見られています。**

また、教育は全般的な保護を脳に与えていて、少なくとも病気が表面上に発現するのを防ぐと考えられています。

認知的予備能の研究が現在どこまで進んでいるのかをカッツマンと話しているとき、彼はいいました。

「教育が脳を変えるのは今でははっきりしています。正確にはどうしてだかわかりませんが、教育で脳が変化することは確かです」

近年の研究で、**教育レベルが高いか低いかで脳がいかによく年をとるかが決まることがわかりました。** 学校教育を受けられなかった人の場合は、識字レベルが関係します。これは突然降って湧いたような考えではありません。長年にわたって、教育は一般に長生きと関係があるとされてきました。その理由は現在でも議論がなされていますが、この考えは確固たるもので、本格的に研究されています。私の同僚のジーナ・コラータが最近、加齢を扱った一連の新聞記事でこう書いているようにです。

「研究が行なわれたどの国においても、長生きと一貫して関係があると研究者が合意している社会的要因のひとつは教育である。教育は人種より重要であり、収入の影響をも消してしまう」

さらにつけ加えて、「教育は欲望を満たすのを遅らせることを何らかの形で教える」ようです。つまり、クッキーやタバコに手を出すのをあきらめて、その代わりに散歩に行くような癖をつけるのです。

アルツハイマー病になるかどうかは「教育」を受けた期間が左右する

教育レベルと脳の加齢とを結びつけることは大きな議論を引き起こし、さらに複雑なものとなっています。初期の証拠のいくつかは「ナン・スタディ」に由来しているもので、最初の結果は、教育レベルが高い人は年をとってもより自立していて、自分で入浴、食事、着替えができる期間が、同じ条件でも教育レベルが低い人に比べてかなり長いことを示していました。

これは興味をそそられる研究結果でしたが、その影響は小さかったのです。「ナン・スタディ」のデヴィッド・スノウドンでさえも、1988年の学会でこの結果を発表したときの反響があまりに低かったことに負けを認めていて、「私が若いころに故郷の農業祭りで鶏についての研究を発表したときのほうが聴衆の受けがよっぽどよかったです」といっています。

その後、カッツマンもこの関係を発見しました。中国で行なわれた最初の大規模な疫学的研究のひとつに、1980年後半に上海に住んでいた500人を対象としたものがあります。教育を受けていない人が認知症を発現させるリスクは、中学校で、あるいは小学校であっても教育を受けた人の倍であることをカッツマンは見出しました。そして、フランス、イタリア、スウェーデン、イスラエルで後に行なわれた認知症の発現率に関する集団調査でも同様の結果が得られています。

「アルツハイマー病は誰にでも起こりうる社会的に平等な過程である」とカッツマンは後に自身が得た結果を要約してこう書いています。

「医師でも心理学者でも、チェスの達人でも物理学者でも、また数学者でも音楽家でも、この疾患の犠牲者となる可能性がある。しかし、複数の地域社会で行なわれた多くの最近の研究では、**教育を受けたことがない、あるいは教育を受けた期間が短い個人は認知症およびアルツハイマー病が発現されやすいことが報告されている。**これは、医学的に限らず、社会的および生物学的にも深刻な影響がある」

人と接する仕事をしていると認知症になりにくい

重要な発見でありながら、「認知的予備能」は信頼性の面で苦戦を強いられています。疑いの目と反対の声が絶えません。多少なりとも教育を受けているからといって脳内にプラークやもつれが発生しないとか、認知症にならないとは誰も示唆していないし、そのようなことを発見もしていません。学校に通ったり、独学したりしても、病気の原因をなくすことはできません。しかし、教育との関連以外の一部の発見には、意見の一致が多少見られています。

それに、「予備能」という概念全体には、「卵が先かニワトリが先か」という深刻な問題がはじめからありました。脳がよく機能している人は教育をより長く受けたがったり、本をより多く読みたがったりするので、その結果、脳がますます大きくなり、機能もよくなるという単純な話なのでしょうか。

また、教育レベルが高くなる傾向にある人は、若いころに栄養の豊富な食べ物を食べていたり、脳を害するような毒素から一般的に保護されている環境で生活していたりするのでしょうか。

多くの研究者は、脳に「予備能」があるという考えをまったく信じませんでした。そのような研究者の1人が、コロンビア大学医学部の神経科学者ヤーコフ・スターンです。1980年代後半、大学院を卒業したばかりでマンハッタンで働いていたスターンは、認知的予備能、つまり「予備の脳力」についての話を聞き、この概念には「もっと議論が必要だ」と思いました。

しかし、スターンは他の研究者が当時考えたのと同様に、単に診断の問題だと考えました。教育レベルが高い人は単に知能検査の成績がよいだけで、そのため、認知症と診断される可能性が低いのだと信じていたのです。「診断に偏りがあると思いました」ともスターンはいいました。

仕事が順調に進むにつれ、スターンは身分や資金が十分になってきたこともあり、認知的予備能の考えを本格的に調べてみることにしました。おもしろいことに、カッツマンと同じく彼もマンハッタンに住む高齢者のグループに焦点を当てています。しかし、彼が研究対象としたグループは老人ホームの住人ではなく、また教育レベルは広範囲で、職業はさまざま、人種も多様でした。診断に関心があったので、被験者の教育レベルが違っていても、研究のはじめには認知能力が同じレベルであることが確実になるように、できる限り注意しました。また、脳卒中や脳血管の問題の兆候がわずかでもあれば、被験者から除外しました。その後、グループを4年間追跡して、どうなるかを調べたのです。

そして、ここでも得られた結果は同じでした。スターンらは、グループ内で教育レベルがより高い人は、認知症の外的兆候を示す可能性がより低かったという発見をしました。また、新しい観点をつけ加えて、**より複雑な職業につく人、つまり工場の組み立てラインのように繰り返し動作を伴う仕事より、顧客や取引先との折衝をしているような、人と接する仕事をしている人のほうが、認知症になる可能性がより低かったという結果も得ました。**1994年、スターンはこの研究を最も権威ある学会誌『The Journal of the American

Medical Association』に発表しました。

スターンは、「私たちは、教育を受けた期間が8年未満の人が認知症になる可能性は倍に、教育を受けた期間がさらに短く単純作業の仕事をしている人の可能性は3倍になっていることを発見しました」といいました。

この結果は、とくに前の研究に疑いを持っていたスターン自身にとっても驚くべきことでした。重要なのは、この研究では参加者は知的能力や一般的な健康状態の点で、全員同じスタートラインに立っていたということです。参加者間の違いは教育レベルだけだったのです。

また、認知症になるかどうかという結果についてまったくわからないまま、グループの将来を追っていたことも重要です。実に、結果があまりに印象的だったため、スターンは振り子が反対側に振れるように「認知的予備能」を信じるようになり、今ではこの概念を研究する第一人者になっています。

さらに、スターンは自身を完全に納得させるために、考えられるあらゆる角度から、この予備能を調べてみることにしました。その結果、スターンらは、認知症の外的兆候を同じように持つ人の中で、教育をよりよく受けている人ほど脳の血流のレベルが低いことを発見したのです。血流のレベルが低いのは病的状態のレベルが高いことを意味します。つまり、**教育レベルの高い人では、脳の内部の健康状態がより悪くても、認知症が完全に発**

現しないように何かに保護されていたということです。修道女やチェス・プレーヤーのように、発現するはずだった病気の影響に脳が耐えるように、何かがうまく手助けしたのです。

この結果をさらに理解するために行なわれた別の2つの研究でも、スターンらは教育レベルがより高く、職業がより複雑な認知症患者は、診断された後の衰えが速く、亡くなるのも早いことを見出しました。表面的にはこれは直観に反するように思えますが、「認知的予備能」の説に完全に当てはまります。これは、脳力をより多く呼び出せる人は、病気の外的兆候を食い止めておけることを示唆しています。そして、病気の外的兆候が明らかになるころにはその影響は脳内ではるかに進んでいるので、このような患者は悪化が速く、亡くなるのも早いのです。

このような人、つまり「脱走者」となった多くの人々については、スターンが、「病気の影響下では生きている時間が短いんですが、それはそれでよいことだと思うんです」といいます。いわば、同じ84歳の女性であっても、弱くなった能力を振り絞って何年もすごす人よりも、一見して何の問題もなくて、衰えがはじまると悪化が速く、亡くなるのも早いほうがよいということでしょう。

それでも、多くの研究者は「認知的予備能」に納得できず、困惑したままでした。スターンは、彼の最初の研究が発表された後、ある女性から電話を受けました。彼女の夫はノーベル賞の受賞者で、極度のアルツハイマー病に悩んでいました。スターンは、「この女性から『あなた、なんてことというの』といわれてしまいました」と述べています。

誰もそう示唆してはいなかったし、今でも誰もそういっていないものの、教育があれば認知症から確実に守れるということ、深刻な病気の現実の身体的攻撃が脳に与える影響を、教育のように漠然とした何かが緩和するという考えは受け入れがたいことでした。

スターンは、「私たちは脳がそんなふうに動いているとは思ってもいませんでした」といいます。しかし、そのことを示す研究は多くなっているようです。2004年に行なわれた信頼のおける別の研究、たとえば「ラッシュ大学修道会研究」と呼ばれている、「ナン・スタディ」より多くの修道女を対象とし、さらに神父をも含めた研究でも、特定の重度の患者を調べると、解剖の結果、教育レベルが高い人にはもつれやプラークがより多いことが発見されました。ここでも、**教育レベルが高い人は認知症の最も厳しい影響からより長い期間守られていたことを示しています。**

「余暇的活動」をしている人は認知症の発現リスクが少ない

同研究グループはまた、認知症のリスクに関連しているのは教育レベルだけでなく、「認知的に刺激的な活動」も関連していることを発見しました。クロスワードパズルブームの火つけ役になったその画期的な研究で、ニューロンを活発にさせる活動を5年間にわたってより多く行なった人は、アルツハイマー病が発現する可能性がおよそ半分だったことをラッシュ・グループは見出しました。

ここでいう刺激的な活動とは「情報を探したり処理したりすること」が中心で（社交的活動は、これも脳に大きな恩恵を与えるということで除外）、1人でもできることと定義されています。ということは、カードゲームのブリッジは除外されますが、新聞や雑誌を読む、図書館へ行く、言葉遊びをやる、楽器を習う、外国語を勉強するといった活動は含まれます。

コロンビア大学のスターンの研究室に所属している研究者のニコラオス・スカーミアスは、より確かな証拠を得ました。スカーミアスは、認知障害のない成人1772人を調べ、**散歩をしたり、友人を訪ねたり、本を読むといった「余暇的活動」が高いレベルだった人は、そのような活動をあまり頻繁に行なわなかった人に比べて、認知症の発現リスクが38パーセントも低かったことを発見しました。**また、認知症のリスクは、活動をひとつ追加するごとに12パーセントずつ減少することもわかりました。そして、これは職業や教育とは関係がないことが示されています。

もちろん、コンサートや中国語のレッスンなどをいろいろと生活に取り入れている人は最初から脳が豊かなだけだという可能性は高いでしょう。しかし、最も精密な研究では、すべての参加者で一般的認知レベルを最初から確実に同じにそろえることにたいへんな努力を要しながら実施しています。たしかに、認知レベルがよくなかった人の中には、認知症や脳血管系疾患の初期的な傾向がわずかにあっても検出されなかった人がいたかもしれません。しかし、スターンの同僚であるスカーミアスは、スターンが編纂した「認知的予備能」に関する最新の研究をまとめた本の中でこのように書いています。

「全般的に、蓄積されたデータは認知的衰えや認知症に対する身体的活動、知的活動、および社交的活動の保護効果を主張しているようである」

病状がゆっくりと進行するので認知症が測定しやすいという理由から、最近の研究のほとんどは、認知的予備能と認知症との関係を調べています。さらに大きな議論を引き起こしているのは、スカーミアスや他の多くの研究者が述べているように、この知的クッションは正常な加齢という少し弱い攻撃をも弱めるのではないかという考えです。

この数年でさらなる変化が見られました。今では多くの研究者がこの脳の予備能が現実のものだと考えています。そして、**「生き方」は脳の全体的な力、強さ、持久力に現実的な影響を持つ**ととらえられています。スターンは次のように述べています。

「認知的予備能はとても強力な概念です。しかし、単純でもあります。脳の病的状態とその臨床症状には直線的な関係がないことは事実です。何か仲介するものがあって、その仲介にしてもうまくいくものもあればそうでないものもあります。そして、これは加齢やアルツハイマー病に限ったことではないのです。でも、加齢やアルツハイマー病はそのような仲介を確認するのに適しています。証拠がそこにあります」

「認知的予備能」は何歳になっても作られる

「認知的予備能」の研究が爆発的に増えるにつれ、その影響が見られる分野がますます広がってきています。とくに、研究者は中年になりたての人や、それ以降の人にとってこの考えがどういう意味を持つのかを知ろうとしています。この予備の能力は、赤ん坊のころから作りはじめなければならないのでしょうか。いえ、もっと前の子宮にいるときからでしょうか。それとも、50歳をすぎても取り組もうと思えば少しはつかめるものなのでしょうか。60歳ではどうでしょうか。

最近の研究結果は、**脳の「予備能」は人生のいつであっても作れることを示しています。**ある長期研究では、社会経済的に地位が高く、自身の環境と深くかかわっていて忙しい人は、14年間で知的衰えが最も少ないという結果が得られました。それに対して、職業に従事した経験がなく、時間を持て余していたとか孤独な生活をしていた未亡人は、最も悪かったという結果も出ています。

スカーミアスとスターンの評論に含まれている別の研究では、第二次大戦からの復員軍人を40年間にわたって2回検査し、知的活動への参加は後の人生での知的能力に関係していたことが発見されました。

同様に、有名なイギリスでの研究で、第二次大戦直後にイングランド、スコットランド、ウェールズの各地で生まれた人を長期にわたって調べたものでは、26歳の時点での社会階級、職業、教育が、53歳の認知能力を形成するのに役立っていることがわかっています。

さらに近いところでは、鉛製錬工場で働いている人を対象とした2007年の研究によると、神経損傷の原因として知られている重金属にさらされて起こる血中鉛の含有量が同じ成人男性のグループの中では、読解検査の成績が最もよかった人は、視覚と手の協調関係の衰えからは守られないものの、認知的領域では何らかの形で保護されていたことが見出されました。

読解の成績がよかったグループの男性は、読解とは必ずしも関係のない記憶、注意力、集中力の課題で2・5倍の成績を示していました。この研究の著者であるマルギット・L・ブリーカーはメリーランド州ボルチモアの労働・環境神経センターの神経科医で、**「脳は筋肉のようで、いくつになっても強化できる」**と今は確信しています。ブリーカーは、「認知的により活動的で、よく運動し、社会的なつながりがより多い人ほど、認知的予備能が多いんです」といいます。

たしかに、脳の初期の発達状況は重要であり、人生の途中で頭に受けた損傷が役立つことはありませんが、研究では「予備能」が中年期や、それ以降でも追加されている可能性があるという結果が次々と出ています。

スコットランドで行なわれた精神衛生調査では、1921年に生まれた子どもに、まず11歳のときにIQテストを受けさせ、次にその子どもが80歳になった時点で同様のテストを受けさせました。

11歳のときのIQは後の人生の成績をかなりよく予測でき、IQが部分的に引き継がれているのですが、**持って生まれたIQが必ずしも一生ついて回るわけではない**という明らかな結果があります。研究対象になったグループの人の中には、成績を大幅に上げられた人もいます。幼年期のずっと後になっても、何かが脳をよい方向に変化させていたのです。

そのようなことを認めたとしても、科学者はまだ同意せず、「認知的予備能」に疑いの目を向けます。「チェス・プレーヤー」の場合を報告したロンドンのニック・フォックスでさえも、「認知的予備能」はあまりにブームになってしまったので、あらゆる種類の主張のほとんどが見かけ倒しの大げさな、「認知的予備能」という名の下になされていると考えています。

「チェス・プレーヤー」の件にしてもまだ疑問点は残っているとフォックスはいいます。チェス・プレーヤーがアルツハイマー病の攻撃に長い間耐えられたのは、人生の中でやっていた「何らかの活動」、つまり読書、チェスや高い教育レベルのおかげだったのでしょうか、それとも彼の「高機能を持った脳の」振る舞いのおかげだったのでしょうか。

今ではほとんどの証拠は、**行動が違いを生むこと、年をとっても予備能を高められることを**示しています。スターンはいいます。

「認知的予備能は持って生まれるものではなく、だからこそ、この概念は励ましになるんです。人生の後のほうでも、予備の能力は鍛えることができるのです。大事なことは、どんな活動が脳の保護につながるのかはまだ確実にわかっていません。庭の手入れがいいのか、素粒子物理学の勉強がいいのか。これは今後の課題ですね」

おそらくスターンほど「認知的予備能」を追究し続けている研究者はいないでしょう。複雑な手順を一歩ずつ踏みながら、脳の中の何が役立つのか、脳を助けるには何をすればよいのかを見つけようとしています。たとえば、スターンの最近の研究の一部では、認知症に対する違いを生むのは、単に職業が複雑かどうかではなく、その職業が高度に肉体的なものかどうかであることが確認されました。

スターンはこうもいっています。

「認知的予備能について『象牙の塔』的な考え方を持っていたこともありました。知的な刺激を与えることに関連していると思っていたんです。でも私は、今はエクササイズもします。ランニングマシーンに乗る機会が多くなりました」

「認知的予備能」についての研究の多くは、大規模な集団を調査する「疫学的研究」と呼ばれるもので、これは相関や傾向を探し出します。しかし、この数年、研究者は脳の内部をより詳細に見るようになりました。

スコットランドのアバディーン大学のローレンス・ウェイリーが2001年に行なった研究では、認知症の行動にかかわる外的症状が同じである人のうち、教育レベルが高い人は脳細胞の重要な外膜である白質の悪化がより進んでいたことを発見しました。この場合でも、教育レベルが高い人が何らかの理由で損傷によりよく対処することができ、損傷があっても機能するということが示されています。

ある独特な研究で、うつ病になって、認知障害を引き起こす原因として知られる電気ショック療法を受けていた人のグループのうち、教育のレベルが高い人ほど回復がより速いという結果が見られました。

また、スタンフォード大学医学部のシェリ・ケスラーが行なった最近の研究では、教育レベルが高く、脳の容積がより大きい人は、外傷性の脳損傷の後にIQの低下がより小さかったことが発見されています。ケスラーは、「私は認知的予備能を、本当に熱意を持って研究しています。間違いなく信奉者です。スポーツ選手はスポーツが得意で、肥満の人よりも心臓病から守られているだろうというのと同じでしょう」と述べています。

「経験」が脳の構造を変える

ケスラーは、「認知的予備能は基本的に神経可塑性の一種です。動物や人間を対象とした研究が繰り返し行なわれた結果、経験により、脳の機能や構造が変化する可能性があることがわかっています」といいました。そしてこうも。

「認知的予備能は遺伝と人生経験の組み合わせの結果だと思います。両親が賢いと、持っている予備能も高くなるでしょう。スポーツ選手のモデルと同じです。生まれながらに人より優れた身体能力を持っている人がいます。私は、より大きな認知的予備能や、より高い神経可塑性を授ける特定の遺伝子を識別しようとしています。しかし、**スポーツ選手と同じで、遺伝子はある程度までしか助けになりません。トレーニングや練習が不可欠**です。知的活動や身体的活動、とくに（進めるうちに難しくなっていくような）段階的な課題を伴う活動を活発に行なっていると、認知的予備能を増やすことができます。課題を継続的に増やすとか、連続して難易度を上げるとメリットが続いて効果が最適になります。とくに、**目新しくて刺激的な知的活動をいろいろとやるのが一番役に立つでしょうね。これが、教育レベルの高い人が、『高い認知的予備能』を持っている理由のひとつではないのかと考えています。**そういう人はさまざまな知的刺激を受けるし、そういう刺激を探し求める傾向にあります」

さらに、ケスラーはこうつけ加えました。

「一番のニュースは、神経可塑性が人生を通して存在することです。年をとりすぎていて脳機能を改善できないということは決してありません」

ニューヨークに再び目を向けると、今ではすっかり認知的予備能の信奉者になっているコロンビア大学のヤーコフ・スターンが、この予備の能力を研究室で実験的に作ろうとしています。年をとるにつれて脳内で重要になることのほとんどは、スターンが考えるところでは、ハードウェア、つまり脳の大きさ、細胞の数、細胞の分枝やつながりの数ではなく、ソフトウェア、すなわち脳がどのように働くかに依存するというのです。必要なことを行なうのに、追加の部分や代替の部分を使って補償する、つまり**「代替案に切り替える」能力があれば、脳はよりよく年をとれる**のだと、スターンは確信しています。

これは、2つの脳という概念のひとつの解釈です。そして、必要なときに脳のより多くの部分を使える、または使う方法を学べる人は、長い目で見ればよりよい状態になるのでしょう。

運のよい「脱走者」がいます。スターンは、「このような人は補償的な反応を呼び出すことができるのです。運がよい人は、このようなネットワークを働かせるのに慣れているので、補償的な反応を簡単に呼び出せます」といいます。

鍵となる他の要因には、基本的な脳の効率化によるものも考えられます。スターンは最近の研究のひとつで、**だんだん難しくなっていく問題に直面すると、IQがより高い人は解答を得るのに脳力全体のごく小さな部分しか使わないこと**を発見しました。これは、このグループにいる人はより少ない努力で脳を「加速する」、つまり強化することができることを表しています。

スターンは固く信じています。**人生を通して脳に挑戦を受けさせることで、おそらく前頭葉をより効率的に使う方法を学ぶことで、「認知的予備能」を増強することができる**のだと。また、スターンは、脳をそのように効率よく使う方法を、中年やそれ以降の脳に教えることができるのか、そのようなトレーニングをいつ行なえば最も大きな恩恵を受けられるのかを解明しようとしています。

「このことを説明するのに私が一番よいと思っているのは、2人の泳ぐ人を考えることです。とても上手に泳げる人に向かって、『プールを1往復泳いでくれ』と頼んだとしましょう。その後、私も1往復泳ぐとします。泳ぎ終わると私は息が切れますが、上手に泳げる人にとっては1往復なんか平気でしょう。上手な人はより効率よく泳げるんです。そして、上手な人と私が1・5キロほど泳いでくれといわれれば、私はできませんが上手な人は泳ぐでしょう。上手な人は効率よく泳ぐだけでなく、泳げる距離の潜在的可能性も大きいんです。でも、上手な人に向かって、『15キロほどの錘《おもり》を腰につけて泳いでくれ』といったら、この人はどうすると思いますか」

ここで、15キロの錘とは中年、老年、そして病気に当たります。研究者のテーブルの上に載っていて検討中になっている疑問は、車をどこに駐車したのか忘れてしまうような脳でもなく、錘を腰につけて（年をとって）、予備能を増強したり、脳をすいすいと泳がせたりするにはどうしたらよいのかということです。

Part_03

より健康な脳を作るための習慣

09

エクササイズが脳を強くする

▼鍵となるのは海馬の一部「歯状回《しじょうかい》」

「運動」によって新たな脳細胞が作られる

ケヴィン・ブコウスキーは47歳で、走るのが趣味でしたが、近ごろはサボっていました。でも、学術研究の一部として無料でジムの会員資格を得たので、真剣にエクササイズをするようになったのです。ニューヨーク州北部にある自宅で朝5時に起きて、6時のバスに乗り、1時間後にはニューヨーク市内のマンハッタンにあるコロンビア大学医学センターの向かいのジムで、ランニングマシーンに乗ってエクササイズをしていました。

彼はこの医学センターで臨床試験の調整を手伝う仕事をしています。毎週3、4回、ブコウスキーはランニングマシーン20分、シットアップ（上体起こし）20分の同じルーチンをやります。その結果、5か月後、ブコウスキーは、体重が2キロほど落ち、肥満度を示すBMIが下がったことを知って喜び、「感情的にも、身体的にも、精神的にもすっきりして、前よりエネルギーが出て、1日の終わりでも前より疲れなくなったんです」といいます。

それよりも最も重要なのは、彼の**「歯状回《しじょうかい》」**が激しく興奮したことです。過去数年にわたって、記憶に重要な領域である海馬の一部である歯状回は、年をとっていく脳の物語の中でスーパースターとして浮かび上がってきました。そして、後に明らかになりますが、歯状回はエクササイズがとくに好きです。実際に、しばらく前、歯状回はコロンビア大学の研究室でちょっとした騒ぎの元になりました。

ある午後早く、科学者のグループが小さなコンピュータのモニターを見つめていました。画面に映ったスライドは、小さな走行輪を何週間も激しく、多いときは1日に2万回も回していたマウスの脳がどうなったかを示しています。

研究者が画面を見つめる中、ごく小さな緑色の点がいくつか顕微鏡下のマウスの脳に現れました。この点は、明るい緑色に輝くように染料でタグづけされた、新しい脳細胞です。エクササイズをしていなかったマウスの脳には緑色の点はほとんどなかったのに、忠実に自ら進んで走行輪で走ったマウスには、歯状回の中心に小さな緑色の点が極めてはっきりと確認できました。**エクササイズが新しいニューロンの誕生、つまり神経新生の誕生を促した**のです。立ち会っていた科学者はみな経験豊富なベテランでしたが、この光景に目を疑っていました。とくに、この新生ニューロンが生まれた研究室の責任者スコット・スモールもそうでした。その日、私がスモールと話したときに彼はいいました。
「マウスの中で光っている緑色の点は、エクササイズがもたらした新しい脳細胞です。これをあまりにはっきり見てしまい、無視するわけにはいきませんでした。同僚たちはすぐさまスニーカーを履いて、エクササイズに行こうとしていましたよ」

記憶は「運動」で強化される

この数年間、神経科学は年をとる脳を正しい方向へ導く方法を理解しようと、本格的に追究しています。どうやら教育は脳を守ってくれるようです。世間にはそれ以外に、誇張された主張もかなり多くありますが、さまざまなアイディアが出されています。数独はどうでしょうか？　シータ波瞑想は？

現時点で最も有望な答えは「エクササイズ」です。厳密な研究が次々と行なわれ、おそらく認知的予備能の「知的詰め物」としての教育とともに、脳に対する「魔法の杖」に最も近いものとしてエクササイズが注目を浴びています。この魔法の杖は、新生ニューロンである分枝を最もよく作るのです。

科学者は何十年もの間、エクササイズ、とくにエアロビクスは心臓によいのと同様に、脳にもよいのか疑問を抱いてきました。すべての細胞と同じく、脳細胞にも酸素が必要で、血液がより多くの酸素を分配させるほどよいとされています。

血流は血流で、心臓によいといわれていることがいろいろあります。たとえば、**動脈をできるだけ柔軟にして血流をスムーズにするように、コレステロールや血圧を管理することです。**このようなことは脳にもよい、いやおそらく心臓に対する効果以上によいことがわかっています。スコット・スモールはあの緑色の点という神経新生の証拠を得て、今やこの現象が厳密にどう働いているのかを理解する、全力を傾けた努力の先頭に立っています。

精力的で話し好きな46歳のスモールは、自分の中年脳を維持するためにできるだけのことをやっています。テニスの試合をやるのが好きで、最近はスノーボードもはじめました。彼が抱く疑問は、自分が60歳、70歳、さらに80歳に近づくにつれ、今の自分のフォアハンドのストロークほど正確に身体を動かすことを前頭葉が調整できるのだろうかということです。

2007年の春、スモールはこの疑問を肯定するような驚くべき研究を発表しました。この研究では、まず46匹のマウスを2つのグループに分けました。2週間にわたって、一方のグループのマウスを走行輪のある檻に、もう一方を走行輪のない檻に入れました。その後、研究者はマウスをスキャンして、脳の血流がどうなったかを調べました。

スモールの研究室は、小さなマウスの脳をスキャンする技術を開発した最初の場所でした。この手順では、研究者が脳細胞の1つひとつを観察できるだけでなく、ときには解釈が難しい人間の脳に対するスキャン研究の結果を検証することもできます。この研究では、たとえば、現在では人間に対する使用が禁止されている化学物質をマウスに注入し、その物質が新しい細胞にくっつき、それで科学者は新しい脳細胞がどこに形成されているかが正確にわかるようになります。そして、マウスの研究者は脳の断片を顕微鏡で観察したのです。

スモールらが得た結果は予想通りでした。**走行輪で走ったマウスは、記憶に重要な役割を持つ海馬の小さな部分である歯状回の血流量が増えたのです。**血流量の増加はマウスがエクササイズを止めてからずっと経っても見られ、これはエクササイズ中に通常起こる代謝の一時的な増加からくるものではないことを意味します。そして、このようなマウスの脳にある歯状回の真っただ中に、スモールと彼のチームは、新しい脳細胞の緑色の点を見たのです。緑色の点で示された新しい脳細胞は、エクササイズをしたマウスのほうが運動をしなかったマウスよりほぼ倍も多く見られました。

スモールらにとって、これは説得力のある発見でした。エクササイズは、それまでの研究結果が示唆していたように、新しいニューロンの強力な生産者であるばかりでなく、脳の歯状回を「狙い撃ち」しているようです。歯状回は脳の記憶機構の中心にありますが、正常な加齢の過程で衰える領域だと思われています。つまり、これは、**年をとるにつれ、エクササイズが実際に記憶を後押しする**可能性を示すのです。

スモールは、「海馬というのは実は異なる領域からなる回路で、エクササイズはその海馬の特定の領域である歯状回に目標を定めます」といいます。

ランニングが新しい脳細胞を作り出す

スモールの緑色の点の研究はごく小規模なものでしたが、他の精鋭の神経科学者が行なってきた堅実な研究に部分的に基づいているので、理にかなっています。実際に、エクササイズが脳を後押しするという証拠が明らかに示された最初の研究のいくつかは、スモールのエクササイズ研究の共著者であるフレッド・ゲイジによるものです。

現在活躍している最も有名な神経科学者の1人であるゲイジは、**ランニング（だけ）が新しい脳細胞を生み出す**ことを発見した最初の研究者です。1990年代後半、カリフォルニア州ラホーヤにあるソーク研究所のアンリエット・ファン・プラーグを含むゲイジの研究チームは、マウスに好きなだけ、通常は一晩に4、5時間、つまり最大5キロ相当走らせたら、何が起こるのかを調べはじめました。

そしてゲイジは、マウスに古典的な検査を受けさせました。濁った水の入った水槽にマウスを入れ、マウスが乗れる小さな、水面下に隠れた台を探させたのです。これは、「モリスの水迷路」と呼ばれる、マウスがどれほど賢いかを測定する最もよい方法のひとつで、マウス版ＩＱテストのようなものです。マウスは泳ぐのがあまり好きではないので、水に入れられると小さな台を一生懸命探します。何度か水に入れられるうちに台をすばやく見つけられるようになったマウスは、他の仲間に比べて認知的に賢いとみなされます。

ゲイジらが発見したのは、エクササイズを最も多くしたマウスは2回目、3回目で台をすばやく探せるようになっただけでなく、脳内にできた新しいニューロンが倍もあったことです。

では、新しいニューロンはどこにできたのでしょうか。それは、ゲイジとスモールが後にコロンビア大学のマウスで見つけた場所、歯状回の真ん中です。「我々の結果は、身体的な活動が海馬の神経新生、シナプスの神経可塑性、および学習を調整しているのであろうということを示している」と、ゲイジは1999年に発表した論文で結論づけました。さらに、後の研究で、年長のマウスでもエクササイズが新生ニューロンを作る機構を目覚めさせることをゲイジは見出しました。

もちろん、このような実験はマウスを対象として行なわれたものだけです。しかし、かつて「神経科学の指揮者」と呼ばれたゲイジは固く決心しました。神経新生の根源と希望を探すために追究することにしたのです。

100年間続いた頑固な間違い

ほとんどの新しい概念と同じく、動物でも人間でも大人の脳が実際に新しい脳細胞を成長させる、という考えは、最初からひどい扱いを受けていました。最近まで、ほとんどの神経科学者は、ある科学者の研究結果にとらわれていました。それは、スペインのノーベル賞受賞者サンティアゴ・ラモン・イ・カハールが1913年に出した、自信に満ちたこのような結論です。

「成熟した脳では、神経の経路は固定されていて変更不能である。あらゆるものは死ぬことはあっても再生することはない」

これは筋が通った考えのようでしたが、じつは間違いでした。ゲイジ自身は、この考えが間違っていると信じるのがたいへん難しかった理由を、2003年の『Scientific American』誌で次のように述べています。

神経科学はその100年の歴史のほとんどの間、ひとつの中心原理を信奉していた。それは、成熟した大人の脳は安定しており、不変で、メモリと処理能力が固定されているコンピュータのような機械である、という原理だ。脳細胞は失われ、人生の物語はどこかへ行ってしまうが、新しい脳細胞を得ることはたしかにできない。

しかし、もしこれが間違いだとしたら、どうなるだろうか。脳が構造的に変化できるとすると、私たちはどのようにして何かを記憶できるのだろうか。また、実際に私たちはどのようにして自己同一性、つまり自分が自分であることを維持できるのだろうか。皮膚、肝臓、心臓、腎臓、肺、血液はすべて、少なくとも限定的ではあるが、損傷を受けたものを置き換えるために新しい細胞を再生するが、最近まで、科学者はそのような再生能力は、脳と脊髄から成る中枢神経系にまでは及ばないと考えた。したがって、神経科医が患者に与えていた助言はただひとつ、「脳は直す方法がないので、できるだけ傷つけないように」ということだけだった。

患者に対してこのような助言が正しいわけではないという最初のヒントは、マサチューセッツ工科大学の若き科学者ジョセフ・アルトマンから発せられました。神経新生の歴史を追ったシャロン・ベグリーの著書『「脳」を変える「心」』（バジリコ）で述べられていますが、アルトマンは、細胞内に新しく形成されたDNAに研究者が放射性物質でタグづけできる新技術を試したくてしかたがなかったのです（ちなみに興味深いことに、ベグリーは最近の神経科学を仏教の教えに関連づけています）。

1960年代のはじめ、アルトマンはその新技術を使って、ラットの成体の脳に新しいニューロンを見つけたのです。その後、彼は研究を進めて猫やモルモットの脳にさえも新しく形成された脳細胞を見つけました。科学雑誌にこの発見を発表したものの、あまり注目されないまま、やがて彼はパデュー大学へ移り、当時はまだ物議をかもしていた「神経新生」という概念の研究から退いていったのです。

でも、この考えは消えてはいませんでした。1980年代はじめの鳴鳥、とくにカナリアについての諸研究で、成体のカナリアでさえも新しいニューロンを生成することが示されていました。毎年春、カナリアが求愛の歌を新しく覚えると、ニューロンの新しいセットが生成され、脳内の歌を作る領域に移動し、それに合わせて歌の領域が大きくなります。

その後、1990年代の後半、フレッド・ゲイジがラットにも同様のことが起こるのを発見しました。刺激の多い環境（檻に他のラットがいる、おもちゃや走行輪があるなど）で飼われていたり、エクササイズをしたりしていた成体のラットでは、新しい脳細胞がはるかに多く生成されていたのです。また、ゲイジは**エクササイズだけが新しいニューロンを生成することを**発見しました。後に、他の研究者は成体のサルでも新しいニューロンを見つけています。

次に、神経科学者ピーター・エリクソンと人間について共同で研究しました。エリクソンはスウェーデンの年長のガン患者から脳の断片を入手していましたが、この患者には細胞を分類するタグづけのための化学物質が注入されていました。そしてゲイジとエリクソンは、人間の成人でも新しいニューロンが生成されることを示しました。

では、この新生ニューロンはどこに現れたのでしょうか。ゲイジは1998年、『Nature Medicine』誌に研究を発表したときに「我々は新しいニューロンが、成人の歯状回内の区分されている前駆細胞に生成されることを示した」と書きました。そして、こうも述べています。

「我々が得た結果はさらに、**人間の海馬が人生を通じてニューロンの生成能力を維持する**ことも示している」

この研究こそが脳研究の未来を変えたものでした。

新しい脳細胞は歯状回で生成される

そして、ゲイジはスモールとともに、コロンビア大学の緑色の点が見られたマウスの研究を人間にも広げました。ここで、本パートの冒頭に登場したケヴィン・ブコウスキーの出番です。コロンビア大学の行動心理学者リチャード・スローンが行なっていたエクササイズの研究と抱き合わせた研究として、スモールはスローンの実験に参加していた11人の歯状回をスキャンして調べました（スローンの研究は、高負荷のエクササイズが細胞を害することがある炎症のマーカーを減少させるかどうかを問うもので、エクササイズはその効果が認められました）。

スモールは人間の脳をスキャンし、マウスでの発見とほとんど同じことを見出したのです。ブコウスキーのように、**最もよくエクササイズをした人の血流はエクササイズをしていない人の倍であり、この増加は例の重要な記憶領域である歯状回で起こっていました。**

その上、歯状回の血流は最も元気になった人で増加率が最も大きかったのです。ここで元気になったかどうかの基準は、フィットネスの判断基準としてよく使われる最大酸素消費量（VO_2max）の測定値です。この値はエクササイズの最中に消費した酸素の最大量として示されます。そして、この最も元気になったグループが知能検査の成績でも上昇率が最も大きかったのです。スモールはいいました。

「私たちは結果がどうなのかあまり確実でなかったんです。でも、あのときは科学の女神が私たちに微笑んでくれた日だったようです」

研究者はケヴィン・ブコウスキーの頭を開くことはできなかったのと、新しい細胞をタグづけする放射性物質は今では人間に使うことが禁止されているので、この研究はブコウスキーの脳に新しいニューロンが生まれたと厳密には証明できませんでした。ブコウスキーの頭に緑色の点が出たことは確認ができません。それでもスモールらは、マウスで脳細胞の成長に直接の相関関係が見られた尺度である血流レベルの増加が著しかったので、エクササイズが新しい脳細胞の生成を促進すると思われるといっても間違いはないだろうと感じています。

スモールは、「人間での結果を検証することはできませんが、推論して、エクササイズが神経新生を促したといえるでしょう」と述べています。

もちろん、この結果がどのような違いを意味するのかという疑問は残ります。ニューロンがわずかに増えたところで何か特別なことが起こるのでしょうか。脳のあちこちで脳細胞が新しく生まれることで、加齢の攻撃を阻むことができるのでしょうか。別の言い方をすると、歯状回のようにごく小さくて目立たない場所にある少数の新生ニューロンが、私たちがテレビを消してエクササイズマシンに向かう理由として十分なのでしょうか。

カリフォルニアの研究室にゲイジを訪ねたとき、私が持っていた大きな疑問はこれでした。私はゲイジに、「それで、なぜ私たちはこの新生ニューロンを気にすべきなんでしょうか」と質問しました。

この質問にゲイジは笑みを見せました。何といっても、この10年、新しいニューロンがたしかに存在することを証明するために研究を続けてきて、彼がいうには、この考えは最近になってやっと「受け入れる人が多くなってきた」という点に達したのだそうです。このような新しい小さなニューロンが何をするのか、どんな働きをするのか、そして実際になぜ気にすべきなのかという次の段階の挑戦的な疑問に取り組むには、強くエネルギッシュな精神が必要です。

もちろん、ゲイジはまさにそのような精神の持ち主で、今、これらの挑戦的な疑問に取り組んでいる最中で、次のように述べています。

「新しい脳細胞が既存の回路に統合されることは疑いありません。でも、今の疑問は、ニューロンがどうやって、なぜ統合されるのかです」

この時点で、ニューロンが実際に成人の脳で生まれ続けるということを学界に納得させるのにどれほどの時間がかかるか、ゲイジは首を振って困惑の表情をしました。疑惑の念はまだ続いていて、ゲイジは、「長い間、脳はコンピュータのようで、すでにある回路に新しく配線すると壊れてしまうと考えられてきました。今では、これは間違いだということがわかっています」といい、さらにこう語りました。

「脳も人間の器官のひとつなんです。組織として常に変化していて、私たちの環境によって制御されています。脳は私たちの行動によって影響されるんです」

今わかっているのは、新しい脳細胞（幹細胞と呼ばれる最も原始的で万能な細胞）が海馬のあの小さな領域、歯状回で主に生成されているということです。また、新しい細胞のおよそ半分が死に絶え、残り半分が生き残るということ、そして、その生成方法もさまざまだということもわかっています。そして、**新しいニューロンができるのは、たいへん複雑な課題や特定の目標に集中しているときです**（脳は集中しているときにシータ波という脳波を出しますが、これは瞑想中に出るのと同じ種類の脳波なので、シータ波が脳によいという主張はまんざら誇大広告ではない可能性があります）。さらに、定期的に行なえる、心拍数と血流を上げるエクササイズならほとんど何でも新生ニューロンにちょっとした活気を与えるのです。

ゲイジは「これをご覧ください」と、キャスターつきの椅子に座ったままコンピュータの前に行き、マウスをクリックしてスライドを映し出しながらいいました。画面に映っていた赤紫色のくねった線は、マウスの海馬が拡大された画像です。その上部には、濃い青色の小さなかけらの形をした歯状回がありました。そのかけらから突き出している何十もの枝が成熟したニューロンです。そして、この枝にちらばって小さな明るい緑色の点がありました。これがあの点、あの新生ニューロンです。スコット・スモール研究室の研究者から信奉者を、そしてジョギング・マニアをも生み出したものです。

私がコンピュータの画面上に見ていたこの新しい脳細胞は、ゲイジの説明によれば、エクササイズをしたマウスの脳内にわずか1時間半で生成されたものだそうです。私はこの緑色の点をはじめて見て、印象的だったどころか心を揺さぶられたといわざるをえませんでした。それは1匹の小さなマウスが生きた一瞬から取られた脳の小さな一片だったからです。ゲイジはこう話してくれました。

「覚えておかなければならないのは、神経新生は1回限りの出来事ではなく、ずっと続く過程だということです。そして、身体的活動が新しい脳細胞を激増させるのは疑う余地がありません」

もちろん、詳しいことはまだ研究途上ですが、ゲイジは自身の研究を通して、また他の研究者の努力を考慮して、エクササイズと新しい脳細胞の生成の関係はかなり単純だと確信しています。

筋肉が収縮すると、VEGFやIGFといった名前の成長因子が生成されます。普通、このような成長因子の分子は大きすぎて、「血液脳関門」という壁を通り抜けられません。しかし、未だに解明されていない何らかの理由で、エクササイズはその壁に穴をたくさん空け、かつては脳の強力な肥料といわれたこれらの成長因子が壁を通り抜け、ニューロンを刺激する助けになっています（同じことがセロトニンという物質にも起こることが示されています。エクササイズにより脳内にセロトニンが増え、新しい脳細胞を成長させるのです）。

しかし、そこから先はまだはっきりしていません。ゲイジがいうように、生成される新しいニューロンの数には遺伝的にかなり大きな多様性があります。私たちが脳細胞を全般にどれほど生産できるかは、誰にもまだ確実に明らかになっていません。ゲイジは、たぶん比較的少数で、脳細胞の合計に比べれば「10パーセント未満」だろうといいます。では、こうして生成された新しい脳細胞は何をやっているのでしょうか。

新しい細胞は「新しいこと」と「古いこと」をまとめる

さらに多くの動物実験に裏づけられた数学的モデルの複雑なシステムによって、最近、ゲイジは新しく生成された脳細胞についての新たな興味深い理論を展開しています。新しい脳細胞は私たちの人生すべてにとってきわめて重要で、まさしく「私たちが世界の意味を理解するのに役立つのだ」とゲイジは考えています。そして、とくに「新しいものに順応するのに役立つ」、つまり私たちがすでに持っている世界観に新しい経験を混ぜ込むという役割を果たすそうです。ゲイジは散らかった事務室の壁を、身振り手振りを交えて指しながらいいました

「もし私たちがこの部屋の中だけで人生をすごすとしたら、新しい脳細胞は必要ありません。でも、新しい脳細胞は『新しいこと』と『古いこと』を統合するのに役立ちます。新しいことは複雑すぎるので、新しい細胞がないと何かを変えたいと決して思わなくなります」

ごく単純化してしまうと、知覚入力は最初に脳に入り、最も外側の層である皮質に届きます。次に入力は海馬に伝わり、そこで情報、記憶、学習が統合されます。海馬はさまざまな知覚経験を知覚可能なかたまりにまとめ、長期記憶に保存するために皮質に戻します。

しかし、情報は海馬の中心に入る前に、門番役の歯状回でまずフィルタをかけられます。ただし、ここでは前とは逆の作業をすると考えられていて、まとめられている知覚を小さなかけらに分解します。ゲイジがいうように、**歯状回は「パターン分け担当」**です。ここにある脳細胞は、葉の緑色のちょっとした色合いの違いやお茶のわずかな温度差など、微妙な相違点や類似点に注目します。歯状回の成熟した脳細胞は、このような繊細な違いをある種の記号に置き換えて、海馬にその記号を渡します。

では、新生ニューロンはこの流れのどこに当てはまるのでしょうか。当初、新しい細胞は歯状回に生成されるので、そこで行なわれている作業、つまり情報の分解を何らかの形で助けるものに違いないとゲイジは考えていました。しかし、ゲイジは誇らしげに「私はまったく間違っていました」といいます。

今では、新しいニューロンは実際にまったく異なる情報をひとつに束ねる働きをしていて、その情報を特定の時間枠に入れていると考えられています。ゲイジは今では、**新しい**

ニューロンが連想を助けていると考えています。たとえば「ビーチボーイズ」という往年のポップロックグループの音楽を聞いて、海岸の塩の匂いを嗅ぐと、この2つの印象、ビーチボーイズの歌と塩の匂いが時間的にも脳内の場所的にも永遠にひとつに結びつきます。実際、ゲイジがいうには、「神経新生がより多いとより多くの異なった事柄に結びつきができ、脳内でかたまりとしてパターン化される」ということなのです。

慢性的なストレスはニューロンの生成を妨げる

私たちの記憶は信頼性が低いことで知られています。これは、部分的には、古い記憶を常に引き出して、それを新しい記憶として再び「タグづけ」して、変更された形で記憶に再び格納するからです。新生ニューロンは、ゲイジが考えるところでは、その記憶の過程を助けていて、同時に発生した異なる感覚を結びつける役割があるのです。また、新生ニューロンは新しい情報を古い情報に当てはめる、つまり自分が今座っている砂浜を旧知の歌に当てはめるのに役立つということです。

慢性的にストレスがあると、新しいニューロンの生成が遅くなったり、軋《きし》んで止まったりします。これを説明するために、ゲイジは心的外傷後ストレス障害（PTSD）にかかったイラクの兵士の例を使っています。ゲイジは次のように述べています。

「イラクにいるこの兵士は慢性的にストレスにさらされていて、そのため新しいニューロンが生成されないという状況を考えてみてください。たとえば、ある際立った出来事、たとえば味方の兵士の頭がふっ飛ぶのを見たとしましょう。神経生成が起こっていても、その出来事が（その兵士が後でそれを思い出したとき）新しい情報で再びタグづけされます。すると、この兵士の脳の中で、際立った出来事の記憶が無作為でより穏やかな日常の感覚や情報と混ざり合うことで強い衝撃を低下できる可能性が考えられます」

ゲイジは、「神経新生は異なる物事に関連を持たせ、それが経験を一般化したり正当化したりするのに役立つ」と説明します。ゲイジの考えでは、新しいニューロンの流れがないと、記憶は成熟した脳細胞だけに蓄えられるというのです。

ゲイジは、これは「トーク・セラピー（話し合い療法）」が効果を発揮する理由のひとつだと考えます。トーク・セラピーとは、心の重荷になっている事柄を言葉で取り除くという心理療法で、第三者に話すことで、冷静に自己を見つめ、自身では気づかなかった心の病への対処方法がわかるというものです。**安全な環境で悪い記憶を思い出すと、つまりストレスのない環境で新しいニューロンが生成されていると、悪い記憶は穏やかな思考（素敵な診療室、優しいセラピスト、テーブルの上に置かれた花など）と混ざります。そして、どんなに不穏な記憶だったとしても、時間が経つとその意味を理解することができ、その記憶と**

ともに生きていき、それが人生に役立つというものです。

ゲイジはまた、このような混合がどのように起こるかのモデルを開発しました。要するに、入力が成熟したニューロンに入ると、その入力はある種の符号に変換されます。しかし、その変換過程は、脳の活動を抑制する「GABA」と呼ばれる神経伝達物質によってすぐに止まります。変換過程がある時点で止まらないと、以前からあったニューロンが常に新しい情報に対して再調整してしまいます。

でも、新生ニューロンはこれとはだいぶ違った働きをするようにできています。ゲイジは、「新生ニューロンは生まれてから最初の7日間は他のニューロンとのつながりをまだ形成しておらず、GABAによって機能が停止されるのではなく、実際には興奮するのだ」といいます。ということは、新生ニューロンが生まれると近くの成熟なニューロンから一部のGABAを取り入れて、古いニューロンが活性化され、その後、停止するナノ秒単位の瞬間に新生ニューロンが興奮します。

その結果、新生ニューロンは、近くの成熟なニューロンからのすべての情報、たとえば塩、砂、歌といった情報を符号に変換し、調子を合わせて、これらを結びつけて混合した記憶にします。この記憶は再び表面に上がって、混ぜ合わされ、再び保管されるまで残ります。新しいニューロンには時間の記録がついた記憶があるのです。

この考えは、もちろんまだ証明されていません。しかし、ゲイジの研究という出所を見ればおそらく驚くことではなく、これははっきりしていて注目をせずにはいられないでしょう。

1日30分の運動がニューロンを作り出す

ゲイジは、神経新生はうつ状態を和らげて、私たちが世界に興味を持ち続けるのに役立つ方法なのかもしれないと考えています。病気になると動けなくなることがよくあり、「そのように活動レベルが低くなると、新しいニューロンの生成を止めてしまい、認知的な意識が下がり、うつ状態になるんです」と彼はいいます。さらにこうも。

「結局、うつ状態というのは、新しい物事に興味がなくなること、『なんだ、それだけのことなのか』と思ってしまう感情です。この場合で考えると、新しい物事への適応を助けるには新しいニューロンが必要です。ときどき、あることに興奮するには、新しくて素敵なことが、過去にすでに知っている他の素敵なこととどれほど似ているかを認識しなければなりません。神経新生はその認識に役立つんです」

実は、このシステム全体は、私たちが新しいことを取り扱うことができるように発達したのだろうというのがゲイジの観点です。彼が認めるように、これは曖昧な進化論の領域にしばしば入っていきますが、たいへん興味深い考えなので、ここでもう一度述べる価値があると思います。ゲイジはいいます。

「ちょっと考えてみてください。原始人が二足歩行になってサバンナに出るやいなや、歩行が刺激になって新しいニューロンが生成されるようになったのでしょう。新しいニューロンは、原始人が新しい環境への準備をしたり、その環境に適応したりするのが必要で、古いニューロンと統合するのでしょう」

一般に神経新生は、年をとるにつれて衰えることはあまり疑いがありませんが、ときには、この衰えは中年からはじまるといわれることもあります。しかし、今では、ゲイジがいうように、「新しい脳細胞はそこにあるし、（過程を）再び活性化できる」ということが知られています。

ゲイジは、**1日に少なくとも30分は何か運動をすることを私たちに勧めています。そうすれば歯状回を眠りから起こして強化し、新鮮で新しいニューロンが少量でも得られるのです。**ゲイジは次のように述べています。

「これは薬を発見することに通じるのではありません。生活のスタイルにかかわることです。製薬会社はこれを聞きたくないと思いますが、脳の中で起こることに影響するのは私たちの行動なんです」

心血管系のフィットネスが脳の体積を増加させる

エクササイズが、もっと大局的にも脳によいことを示す証拠が次々に現れています。ただ、どれほどのエクササイズが脳に必要かはまだ確かではありません。ある科学者が私に語ったところでは、「エクササイズでは必要量というものがまだわかっていませんが、全般的に、心拍数を上げるものであれば何でもよい」とのことです。

ちょっとした朗報があります。イリノイ大学アーバナ・シャンペーン校の神経科学者アート・クレイマーは、エクササイズと脳の関係を研究しています。クレイマーの関心は、「自分がやっているエクササイズで十分なのか？」「もっとやるべきなのか？」「はたしてエクササイズをすると何か違いが出るのか？」にありました。私が最近彼と話したとき、とても論理的にこう指摘しました。

「どれほど長生きできるかではなく、どれほど元気で長生きできるかが重要なんです」

では、元気でいるためには何をすればよいのでしょうか。科学的証拠に基づいて、何が本当に効果があるのかを見つけるには、どうすればよいのでしょうか。これまでに、クレイマーは研究から、「適度なレベルのエクササイズ」について、私たちの励みになるニュースを見つけました。

たとえば、２００６年に発表された彼の研究で、クレイマーらは、エアロビクスを定期的に６か月間行なった60歳すぎの人は、ニューロンを含む前頭葉の灰白質で脳の体積が増大したことを発見しました。また、右脳と左脳をつなぐ神経の橋である脳梁《のうりょう》の白質でも、体積が増大したことも見つかりました。この領域は加齢により劣化すると思考が遅くなるという関連性があります。この場合のエクササイズは、速歩きというまあまあの平凡なプログラムでした。また、**週３回、時速約５キロのペースで１時間ほどジムの周りを歩いた人は、３歳若い人と脳の体積が同じでした。**

クレイマーは、「灰白質と白質の両方の領域でフィットネス・トレーニングに比例して、脳の体積に有意義な増加が見られたのはエアロビクス・トレーニングに参加した年長者であったが、ストレッチや筋トレ（のような有酸素運動以外）に参加した年長者では見られなかった」ということを、『Journal of Gerontology』に発表した論文で次のように結論づけました。「この結果は、心血管系のフィットネスが加齢する人間の脳組織の節約に関連していることを明らかにしている。さらに、この結果は年長者における中枢神経系の健康および認知機能の維持と強化での有酸素フィットネスの役割に対する強力な生物学的基礎を示唆している」

その印象的な研究は、クレイマーらによる類似の一連の研究の後に行なわれたものです。２００３年のある研究では、**定期的にエクササイズ（ここでもランニングや速歩きなどの有酸素**

運動）を行なった60歳すぎの人では、エクササイズを行なわなかった人に比べて、脳組織の損失がより少なかったという結果が得られました。

また、クレイマーは著名な科学雑誌『Nature』に1999年に発表した研究で、次のような報告をしています。比較的病弱な60歳すぎの124人のグループに、週3回、45分間、速歩き（約1・5キロを17・7分で歩く）をさせた後では、複雑な課題の成績がはるかによかったということです（とくに、大学の周囲約1・5キロを16分できびきびと歩くことができた人ではその傾向が目立っていました）。また、とりわけ成績がよかった課題は、「タスク切り替え」という、マーク・モスの中年のサルが挑戦したのと同じ、前頭葉を使うものでした。人間に対する、クレイマーの研究の検査でも「これは奇数ですか、偶数ですか」というように即答が要求される質問がありました。

エクササイズを行なった人は、よりよく集中でき、無関係な情報を無視することもよくできたのです。前にも述べたように、前頭葉の実行機能は日常生活のあらゆる場面できわめて重要になるもので、同時に2つのことを行なう場合はとくに重要です。

クレイマーの研究は、近年行なわれている動物での信頼できる検査を追認しており、そのような研究のひとつにオレゴン健康科学大学のものがあります。この研究では、20週間にわたって週5日間ランニングマシーンで走らせたサルは、運動をしなかったサルに比べて脳の毛細血管の血流量がはるかに多かったという結果が見られたのです。また、年をとったサルと病弱なサルで運動による血流量の増加率が高いということも発見されました。クレイマーは、「さまざまな研究で脳によいことがいくつかあることが知られていますが、その中のひとつがエクササイズです」と述べています。

クレイマーによると、彼もまた、脳でこのようなことが起こっている仕組みについて完全には確信がなく、さらなる手がかりを見つけるために調査しようとしています。その手がかりとは歯状回かもしれず、また、脳内での複数の効果の組み合わせかもしれません。クレイマーはこういいます。

「これらが分子レベルで厳密に何を意味するのかはわかりませんが、推測はできるということです。私たちはこの体積変化の本質を知ろうとしています。血管の成長なのか、シナプスの数が増えているのか、白質なのか、灰白質なのか、まだわかりません」

最後にクレイマーと話したとき、彼は人間の速歩きの研究を拡張したものを行なおうとしていました。その研究では、血液を採取してどの遺伝子が変化しているのか、「どんな人の結果がよりよく、それはなぜなのか」を確認しようとしています。

また、参加者の血液を調べて、心血管疾患あるいはアルツハイマー病に関連した炎症のマーカーがあるかどうかを確認することも考えています（今では肥満や喫煙など、数々の条件が体内に低いレベルのある種の慢性的炎症を引き起こすと考えられており、そのような炎症がやがては細胞の防御機能をすり減らして病気につながることがあるのです）。

クレイマーはもしも許されるなら、ボランティアに脊椎穿刺《せきついせんし》手術を行なって、被験者の神経系にある強力な肥料のような神経成長因子を探し出せればよいのにと考えています。しかし、生きた人間にはそのような手術は行なえません。「人間の被験者からは海馬の断片を採取することもできませんからね」と彼は少し寂しそうにいいました。それでも、エクササイズのように単純なことが本当に脳によいというだけでも、プラス志向の中年脳に対してアピールする楽観的な考えであることは間違いありません。

10

思考の糧《かて》

▼頭がよくなる食物とは何か？

「脳」と「食べ物」の不確実な関係

２００８年、イギリスの巨大な製薬会社グラクソ・スミスクラインは、マサチューセッツ州にある小さなバイオテクノロジー企業に７億２０００万ドル（日本円で約７９２億円）を支払うと発表しました。この企業は長年、赤ワインを多量に飲むと寿命が延びることを証明することに取り組んでいます。とりわけ、この企業は高濃度のレスベラトロールを含む錠剤を開発しようとしていました。レスベラトロールとは赤ワインの成分で、脳細胞を含むさまざまな細胞を健康で俊敏に保つ鍵となるだろうと考えている人もいます。

しかし、グラクソは実際の人間で効果があると知られているものに巨額を支払ったのではありません。７億２０００万ドルの支払い先は、レスベラトロールは酵母菌の寿命を延ばすことができ、極めて多量に投与すれば（ネズミなどの）げっ歯動物でも、ある程度寿命を延ばすことができることを示した研究に取り組んできた企業です。

私たちが飲むワイン、または私たちが食べる食物のように単純なものが頭をよりよくしたり、より長生きさせたりできるという考えはとても魅力的な話です。たしかに、脳と食物の関係ほど希望（と誇張）が吹き込まれた話題は他に考えられません。

自然食品のスーパーで若い女性が「お試しください！」と、新製品のビン入りのお茶の無料サンプルを配りながら、買い物客に向かって叫ぶようにこういっています。

「抗酸化物質が緑茶より豊富ですよ！　脳のために抗酸化物質をもっと摂りましょう！」

彼女が押していたカートからプラスチックの小さなカップに入ったお茶を取って、ゴクッと飲み干しました。さて、これで頭がよくなったでしょうか。抗酸化物質を飲みまくって、私の中年脳はより元気になったでしょうか。

このような「脳と食物の関係」を研究して生計を立てている人でさえも混乱しています。エクササイズの利点についてと、ある程度は教育の利点については意見の一致が見られるようになってきましたが、それ以外が役立つかどうかについてはまだまだ一致とはほど遠い状態です。ボストン大学の神経科学者マーク・モスはため息交じりにこういいます。

「脳に何がよいのかは毎年のように変わっています」

「食物と脳の関係」について語る場合の問題の一部は、これがあるレベルでは簡単に証明できないことにあります。「果物や野菜を食べなさい」とか「魚を食べると頭がよくなりますよ」と、親が子どもにいうのを聞いたことがない人はいないでしょう。また、自分自身が親として子どもにいったことがない人もいないでしょう。どんな食物を食べればよいのか、食べてはいけないのかについての規則は、誰もが最初から知っています。ヒンドゥー教の聖典『バガヴァッド・ギーター』でも、全知全能の神クリシュナが若い戦士に何を食べればよいかについて助言を与えています。

「食物には3つの種類がある」とクリシュナはいいます。そして次のように続きます。

「その違いはこうだ。『サットヴァ』の食物は活力、健康、快楽、体力、長寿を促進し、新鮮で、引き締まっていて、水気が多く、美味である。『ラジャス』を満足する食物は苦味、塩味、酸味、辛味、または味が強すぎたり、強い刺激があったりして、苦痛、病気、不快の原因となる。『タマス』の食物は腐りかけ、加熱しすぎ、無味、汚染、不純、不潔、悪臭、腐敗という性質がある」

これが紀元前5000年から言い伝えられているダイエットのアドバイスです。

このように、私たちは何を食べたらよいか明らかになっていると思っています。精糖や穀類、塩分の摂りすぎは一般に健康によくないことはわかっています。また、健康によくない種類の脂肪もあります。

けれども、多くの人があまり気づいていないのは、**栄養に関するアドバイスのほとんどは、大規模な集団を対象としたある特定の研究に基づいているという事実です。**広範囲にわたる研究では、実に、食物繊維を多く含む食習慣は一般に大腸ガンから身体を守り、ビタミンCを多く含むものは脳卒中のリスクを下げることが発見されています。研究者は、集団内の乳ガンの率と食事に含まれる脂肪の量との関係を明らかにして、食文化が変わると、この率がどう変わるかを監視することはできます。

たとえば、日本人女性はアメリカ人女性より乳ガンの率が低いのですが、アメリカに移住してからわずか2世代で、日系アメリカ人女性は、平均して乳ガンの率が他の人種のグループと同じになってしまいます。大きな集団を対象とした、いわゆる「疫学的な」研究は、類似のものでも、血圧は心臓病のリスクの増加と関連があり、肥満が多くの慢性疾患に結びついているということを繰り返し発見しています。

さらに細かく調べてみると、そのような相関関係は見られなくなるでしょう。特定の食物と特定の人々を追跡した研究ではしばしば、効果がまったく見出せません。数年前、今では有名な「女性の健康イニシアチブ」という、この分野では第一級とみなされている研究がありました。これは対象者を任意抽出した大規模な対照群を置いた臨床試験ですが、たとえば、低脂肪の食習慣が乳ガンを防ぐという結果を確認することはできませんでした。ビタミンE、ビタミンC、ベータカロチンといった抗酸化物質が個人に与える影響を調べた長期研究でも、これらの物質は心臓病を予防しないということが発見されています。また、同様の研究でも食物繊維の多い食習慣で大腸ガンを回避できることは確認できませんでした。

たしかに、いくつかの食物は健康と直接関係があるとされてきました。食生活で栄養素などの欠乏が重大な場合、特定の栄養素を補給するのが助けになります。たとえば、妊婦に葉酸を補給すると、新生児での神経管の障害を防げます。ただし、現代の西洋的な食習慣は、ジャンク・フードにあふれていても、食物は低価格で、栄養強化され、量もあり余るほどで、驚くほど多様で栄養分もあります。私たちのほとんどは必要なものを手に入れることができ、何らかの栄養素を補給すれば簡単に補正できるため重大な欠乏は経験していません。

このようなことを考えてみると、グラス1杯のワインや皿に盛られたホウレンソウが本当に違いを生むことを期待できるでしょうか。でなければ、私たちの運命は遺伝子にあらかじめ刻まれていて変えることはできず、単にちょっといじっているだけだとか、悪くいえば、自分自身をごまかしているだけなのでしょうか。

食物が脳を増強するメカニズムをひも解く

食物と全般的な健康の関係についての研究結果は明るいものではありませんが、食物と脳についてひょっとして何かわかるでしょうか。

最近まで、この質問は尋ねることさえ控えられていました。長年、科学者はほとんどの栄養素が血液脳関門より先へ行けないと考えていたので、食習慣は脳にほとんど影響がないと信じていました。この血液脳関門は実在します。脳内の血管の内側にある細胞は互いに隙間なく詰まっていて、ある種の大きな分子が入ってくるのを防いでおり、化学的なバランスを保っています。

たとえば、バクテリアの一部は関門を通り抜けられず、そのため、脳内に感染することは稀です。南フロリダ大学とジェームズ・A・ヘイリー退役軍人病院で栄養学を研究している神経科学者ポーラ・ビックフォードは、「長い間、ほとんどの科学者はビタミンEですらこの関門を通れないと考えていた」といいます。ビックフォードが行なったある研究では、ラットに高濃度の酸素を与えて障害が誘発されるかどうかを確認していましたが、この研究を論評したある研究者が「脳は何にも影響されないのに、なぜ時間の無駄遣いをするのだ」と彼女に尋ねました。それは「ほんの10年前のことだったんですよ」とビックフォードはいいます。

そして、そこにはもうひとつの障害物がありました。最近まで研究者のほとんどは、脳は20代半ばから、スキーでいうとダウンヒル・スラロームのコースをたどりはじめ、年をとるにつれて細胞の最大40パーセントを失うと考えられていました。脳は最初から衰えるようにプログラムされているのに、なぜそんなに心配するのか、ということです。ニンジンをもう少し多く食べれば、脳の衰えを食い止められると真剣に考えた人はいなかったのでしょうか。今ではそのような考えの大部分は説得力がないことはわかっているのですが。

脳は年をとっても大多数のニューロンを失うことはありません。栄養素は血液脳関門を通過しますし、実際、栄養素は脳にとって必須です。その結果、今ではこの研究への興味が再開し、脳のためには、血液にどのような微調整を行なうことができるかを解き明かそうとしています。

つまり、エクササイズからの、あるいはおそらく何らかの食物に含まれる特殊な成分からの成長因子を血液に入れて刺激することができるのかを解き明かそうとしています。神経科学者のマーク・モスはこういいます。

「身体に起こっていることが脳にまで届くとは考えてもいませんでした。脳は保護されていると思っていました。でも、血液脳関門は破れるものだということが次々と明らかになっています。まさかと思われるかもしれませんが、循環器系の研究者は脳の研究者と決して意見交換したことがなかったのですが、今ではそうしています。そして、それは本当に一大事なんです」

科学の世界は本来、保守的な土壌にあるので、あることがいかにして起こるのか、そのメカニズムを解明するまで、科学者は研究費を注ぎ込もうとはしません。しかし、今では食物と脳の関連が役立つと思われる方法を特定したので、科学者はこの関連の研究にこれまでより前向きに取り組むようになりました。

では、食物が脳を増強するメカニズムとはどのようなものでしょうか。このメカニズムには、長年、全般的に「健康によい」としつこいほどいわれてきたのと同じ物質が関与しています。それは、**ビタミンCやビタミンEのような抗酸化物質の他、魚油からアスピリンまで炎症抑制剤として振る舞う物質です。**

「健康によい」といわれていた物質にまた戻るべきだというのはなぜでしょうか。これは当然の疑問です。一部の研究者は、脳はエネルギーを相当使うので、ある種の栄養素に敏感であり、またそのような栄養素が大いに必要でもあることを示唆しています。**脳は安静時には身体の10パーセントの、知的活動時にはその50パーセントの酸素を使います。**他の研究者はそこまではいかないまでも、私たちが食べるものに脳が反応しないと考えるのは、奇妙にもチャンスを逃してきたといいます。

ビックフォードは、「脳は私たちが食べるものに特別に敏感だということではありませんが、敏感であることには間違いありません。今では、食べるものが認知に影響するという研究結果がどんどん出てきています」といいます。

「酸化ストレス」と「炎症」で脳は加齢していく

抗酸化物質と加齢の理論は最初に発表されてから今では30年以上も経ちますが、興味深いことに、この理論は脳の加齢研究の中で再び脚光を浴びています。

この理論のアイディアは次のようなものです。細胞（脳細胞を含む）はエネルギーを作るのに酸素を燃焼しますが、「フリー・ラジカル（遊離基）」という副産物が生成され、捨てられます。フリー・ラジカルとは、本質的には電子がひとつ不足している分子です。そして、電子が不足しているので不安定で、他の細胞から電子を盗もうとします。取れるところならどこからでも電子を取ってきますが、そのため、他の細胞はこの過程で否応なく損傷します。その損傷は「酸化ストレス」と呼ばれ、多くの研究者は正常な加齢の主犯者だと考えています。したがって、**できるだけ多くのフリー・ラジカルを取り除くことはよいことだと考えられています。**

若いころは、フリー・ラジカルは継続的な修復機能で抗酸化物質という他の分子によってしばしば中和されます。しかし、年をとるにつれ、理由はまだ完全にはわかっていませんが、この過程の効率が下がっていきます。抗酸化物質はフリー・ラジカルの大群の処理に追いついていけなくなります。フリー・ラジカルは、汚染、紫外線光、放射線など環境的障害にさらされることでも生成されます。そして、より多くの脳細胞が弱ったまま、傷ついたままになるのです。

さらに、数年前、**加齢のメカニズムとして可能性があるもうひとつの犯人が特定されました。それは「炎症」です。**炎症は、身体が損傷を受け、白血球がその損傷を修復するために大急ぎで集まった場合に起こります。

白血球の量が急上昇すると、そこには付帯的損害（目的のための犠牲）が発生します。消火のために急行した消防車が近隣の家の芝生を踏みつぶしてしまうように、助けに行った細胞が周りの健康な細胞を損傷してしまうことがよくあります。もし脳や身体が慢性的な低レベルの炎症の状態にあると、そのような損傷が蓄積される可能性があります。損傷に対処できなくなり、脳細胞も含めて、細胞は機能を停止し、やがて死んでしまいます。

多くの研究者が考えているところでは、肥満や過度のストレスに伴う化学的プロセスも原因となります。長期間の炎症は、心臓病からアルツハイマー病まで、多くの慢性疾患に寄与する場合があります。

では、脳の加齢に悪影響を及ぼす「邪悪な双子」が酸化ストレスと炎症だとすると、次のような疑問が浮かんできます。抗酸化物質や炎症抑制剤が豊富な食物を食べると、何か違いが出るのでしょうか。本当の食物から摂らなければいけないのでしょうか、それともサプリメントやビタミンの錠剤でもよいのでしょうか。また、中年からでも抗酸化物質や炎症抑制剤をガツガツ食べはじめれば、脳によい影響を与えることができるのでしょうか。それとも中年からでは遅すぎるのでしょうか。

抗酸化物質の不足や炎症抑制剤を含む食物の摂取過剰が（パーキンソン病やアルツハイマー病などの）神経変性疾患の根本的な原因だと考える人はいません。しかし、今ではほとんど、そのような物質の不足や過剰が、少なくとも何らかの理由で脳の正常な加齢の過程の一部だと多くで考えられています。したがって、治療介入の目標としての可能性があると思われています。このことについてビックフォードは次のようにいいます。

「私の個人的見解では、抗酸化物質による損傷や炎症が背景にあり、そのせいで細胞が神経変性疾患のような他の傷害を受けやすくなっているんです。そのような傷害を受けると、機能を100パーセント出せなくなり修復もできなくなって、機能不全が出はじめます」

多くの研究者は、脳の正常な加齢が起こるのは、部分的には、この修復メカニズムが遅くなってくるからだと考えています。この過程は複雑ですが、抗酸化物質による損傷や炎症が含まれるようで、中年期に私たちが食べる食物を含めてビックフォードは、「栄養によって影響を受けている場合があります。細胞は一度死ぬと生き返らせることは難しいのですが、たしかに中年期やそれ以降であっても、引き返すことができなくなる時点までは、修復する余地があると私は考えています」といいます。

いったい脳によい食物とは何なのか

このような新しい情報が出てくる中、どの食物が私たちの脳にとって費用対効果が最も高いのかを解明する、わくわくさせるような研究がはじまっています。

数年前、米国農務省はボストンのタフツ大学の研究者と共同で、食物をその抗酸化能力でふるい分けし、等級づけする方法を開発しました。このリストは「酸素ラジカル吸収能」（ORAC）として知られ、私たちが突然ブルーベリーをボウルいっぱい食べるようになった大きなきっかけとなったことのひとつです。その中の上位25の食物は次のようになっています。

プルーン、レーズン、ブルーベリー、ブラックベリー、ニンニク、ケール、クランベリー、イチゴ、生ホウレンソウ、ラズベリー、芽キャベツ、プラム、アルファルファのもやし、蒸しホウレンソウ、ブロッコリー、ビーツ、アボカド、オレンジ、赤ブドウ、赤トウガラシ、サクランボ、キウィフルーツ、ベークド・ビーンズ（豆のトマトソース蒸し）、ピンク・グレープフルーツ、（さや）いんげん（このリストの鍵は色です。一般に、色が濃いほどよいのです）。リストから外れてはいますが、ニンジンは40位、トマトは42位です。

これが「脳によい食物は何か」という問いに対する答えということなのでしょうか。朝早くから赤ワイン（赤ブドウ）をひっかけるのはちょっとどうかと思うのであれば、プルーンとケールのボリュームのある朝食をとって、がんばって働き、1杯の紅茶（これも抗酸化物質が豊富）を飲んで1日の仕事を終わりにする、というのも考えられます。

いいえ、このリストにある食物を食べるだけでは十分ではありません。ブルーベリーやホウレンソウなどの食物が、身体の細胞だけでなく、脳の細胞の加齢に歯止めをかけるのに役立つという潜在的な力を信じる人は増えているものの、脳についてはこのような力を人間でテストする長期間の臨床試験はまだ行なわれたことがありません。そうです、ひとつもないのです。

ビタミンC、ビタミンE、イチョウと認知の関係を調べた大部分の小規模な研究の結果では、せいぜい肯定も否定もできないということです。現在進行中の研究に、人間を対象とした大規模なものがあります。この研究では、インド料理でよく使われる**香辛料ターメリック（ウコン）の成分であるクルクミンやカフェイン（神経細胞を必要なときに元気づける効**

果があることがよく知られている）が、アルツハイマー病を回避するのに役立つことを確認しています（ちなみに、インド人は他の民族に比べてアルツハイマー病の率が低いという調査結果があります）。しかし、私たちが食べた物が昨日の夜に何の映画を見たか覚えておくのに役立つかどうかを解明するための、本格的で対照群を置いた研究はありません。

ビックフォードは、「病気に対処するため、という圧力は常にありますが、正常な加齢に対しても、製薬会社が販売できる製品とはどんなものかという疑問が常にあります」といいます。その結果、ビックフォードが残念だというように、正常な脳の加齢の研究には研究資金があまり注ぎ込まれないのです。

それでも、科学は降参しているわけではありません。最近、米国国立老化研究所が開催した、加齢と認知の関係を研究する科学者を集めたサミット会議の後、「加齢と脳」について第一線で研究している2人の神経科学者デニーズ・パークとローラ・カーステンセンと夕食をともにしました。

ワシントンD.C.のレストランで私が彼女たちのテーブルについたとき、2人は現在脚光を浴びている話題について話していました。それは脳を改善するのに使うことができる治療介入です。ラットやサル、遺伝子、人間の研究を行なっている人を含む多くの研究者は、最終的には脳の加齢の過程を遅くしたり、止めたり、さらには逆行させたりすることができるようになると、これまでより強く考えているといいます。

サミット会議に参加していたほとんどの科学者は、「脳と加齢」の研究で現在最も注目されているエクササイズについて、生き生きと語りました。また、他の研究者もさまざまな化学物質の潜在的な老化防止性について話していましたが、そのような物質のほとんどは**抗酸化物質**か、**炎症抑制剤**として働く物質です。

スピルリナ（ラセン藻）という藻類がよいと強く主張する人もいます。これは人間の身体にもよいとされている、炎症を減らす働きがあるオメガ3脂肪酸を摂取するために魚が食べているものです。それでは、オメガ3脂肪酸を含む海藻を食べた魚を食べるというような手順は飛ばして、人間が海藻を食べたらどうでしょうか。

また別の研究者は、脳内の「新薬の開発につながるような」目標について大胆に語っていました。栄養素由来またはその他の成分で作られた錠剤によって、修復過程を促進することがたぶんできるだろうということです。ますます多くの神経科学者が自身で会社を設立して、可能性のある原因物質を研究すると同時に、そのような物質を発見できたらおそらくガッポリ儲けようとまで考えています。

この時点で、神経科学者はそれぞれに自身のお気に入りの処方を持っているようです。一部の研究者は、少なくとも女性に対して、エストロゲン（女性ホルモン）が機能するだろうという考えを持ち続けています。長年、試験管での実験や動物実験では、エストロゲンが脳の養分となり、記憶が形成される海馬のような領域で細胞間のつながりを増加させているようだという結果が一貫して得られています。

しかし、年をとっていく脳に少量のエストロゲンを加えてやるのが、必ずしもよいアイディアだというわけではありません。それどころか、エストロゲンを推奨している近ごろの研究はどう見てもまったくまとまりがありません。最初に、最も大きな研究ではホルモン療法（エストロゲン）は認知症を減少させると思われる結果が出ましたが、後に行なわれたより厳密な研究では、エストロゲンは知的な鋭敏さを保つのに役立たなかっただけでなく、乳ガンや脳卒中のリスクを上げたのはもちろん、実際には認知症の発病率を増加させたことが発見されました。

また、別の研究者は、このような研究は十分に若い女性を対象としていないので無効である、とまで主張しています。たとえば、閉経がはじまったばかりの女性は脳細胞がまだ十分に安定していて健康で、エストロゲンの恩恵を取り入れることができるというのです。しかし、そのように重要な期間があることを最終的に証明できた人はいません。また、すでに知られたリスクがあって、エストロゲンの効果は今では困惑と不安に包まれています。

南カリフォルニア大学の神経薬理学者ロベルタ・ディアズ・ブリントンなど一部の科学

者は、脳だけに効果があり乳房には影響を及ぼさない、植物ベースのエストロゲンを開発しようとしています。研究室内でエストロゲンの効果を何年もの間観察してきたブリントンは、他のかなり多くの研究者と同じく、ホルモンはニューロンのエネルギー代謝の安定化や維持に必須で、「細胞を生き残りモードに保つ」と考えています。人間の脳スキャンによる小規模な研究では、エストロゲンを与えた女性の前頭葉での代謝が増加したとの結果が得られました。

ブリントンと話していたとき、私は友人のことを持ち出しました。この友人は閉経したときの脳はかなり混乱していたものの、その後、数年経つと落ち着きが戻ってきて順調に働いているようだったと感じていました。ブリントンの目から見ると、閉経とは「脳が低レベルのエストロゲンに対して調整しはじめる」ことで、いったん調整できるようになれば状態が改善されるので、その友人の話はまったくありうるのです。ブリントンはさらにこうつけ加えました。

「中年期には、女性の脳は生殖脳から非生殖脳へと変化します。さまざまな神経化学的な回路が思春期で正しい場所に収まるように。後に、閉経周辺期になり、脳はエストロゲンに対して上方調整され、その後、下方調整されるんです。そして、橋渡しをしていた回路が取り除かれていきます。一部は残りますが、系統、つまり経路は取り除かれていきます。その結果、脳はエストロゲンを受容しないままになります。閉経とは脳がエストロゲンを遮断することで、それは適応性の過程なんです」

しかし、エストロゲンと閉経と脳の関係が暗に示すメッセージは、この場合でも多様で、ブリントンはこういいます。

「反応の範囲はたいへん広く、おそらくその人がエストロゲンにどれほど依存しているかによります。エストロゲンが思春期前のレベルにまで急激に下がると、脳内の化学物質が安定化するまで混乱して集中力がなくなり、一般に不愉快になる人がいます。一方、『なぁに、こんなのへっちゃらよ』という人もいます」


しかし、ブリントンのような研究者は、現在の評判は悪いものの、エストロゲンの可能性をあきらめていません。プロザックのような新種の抗うつ剤が部分的に神経新生（新しい脳細胞の誕生）を増やすという最近の報告に後押しされて、他の科学者は研究志向型企業を創設し、そのような薬を調べ、正しい組み合わせを探しています。

「脳によい食物」は動物が示してくれる

ワシントンで夕食を取りながら、パークはこういいました。

「誰もが治療介入のこと、薬のことさえも公然と話しています」

これまでなら、科学者は自分が研究しているものを売ると示唆しただけでも「インチキ科学者」呼ばわりをされましたが、今は違います。そのような変化のひとつの主な理由は、もちろん、今では科学者が脳は年をとるにつれても完全な崩壊を経験しないと考えているからです。今は、通常の条件では、大量のニューロンを失うことはないとわかっています。そして、ニューロンが衰えずにほぼ維持されるのであれば、完全な刷新は必要ないだろうということです。

建物にたとえれば、おそらく家を建て直すのではなく、台所やトイレだけをリフォームすればいいのかもしれません。死んだニューロンを実際に生き返らせる必要がないのなら、その代わり、単にあちこちで神経信号を活発にさせるだけでよいのなら、その方法を解明できるでしょう。**端を少し手直しするだけで、意志の強い中年レベルのままで、より長く脳を動かし続けることができます。**そして、そのような手直しのいくつかは単に食物を摂ることだけでも可能になるでしょう。薬理学を専攻したビックフォードはこういいます。

「これは大きな製薬会社のやり方ではありません。でも、私自身が60年代の子どもだから、手直しをする単純な方法があるという考えはたいへん楽観的な思いつきだと思うんです」

そのような楽観的考えは、人間からのデータが今までない状況であっても、年をとっていく動物の脳での研究による豊富な結果によって盛り上がっています。ラットでは真実であっても人間では必ずしも真実ではないのですが、それでも動物実験の結果の中には興味を引くものもあります。ビックフォードは、「すべてがわかっているわけではありませんが、それでも多くのことが解明されています。いろいろな意味で、ほんの数年の間に、本当に、栄養と神経科学の関係の研究は十分に成長しました」といいます。

基礎的な試験管での実験の多くが示すように、年をとった動物から採取した脳組織は、若い動物から採取した類似の組織よりも（酸化反応を進める）酸化ストレス物質に敏感です。動物の脳では中年になると炎症が増えていることを示すものがすでに存在します。

しかし、やはり食物が脳の助けになるようです。ビックフォードは動物実験で、**干しホウレンソウをエサに混ぜて与えた年長のラットは、普通のエサを与えたラットより速く新しい課題を学習することを発見しました。ブルーベリー、ホウレンソウ、またはスピルリナ（藻の一種）をエサに混ぜて与えたラットでは、脳細胞の損失がより少なく、また脳卒中の後の運動機能回復が改善されました。**

ブルーベリーは脳に効く

タフツ大学のジェームズ・ジョセフと、その共同研究者のマーク・A・スミス、バーバラ・シュキット＝ヘイルは、ブルーベリーに含まれるどの成分が厳密に脳に役立つのかに焦点を絞ろうとして数々の実験を行なってきました。ある研究では、すでに認知的な衰えを示していた年長のラット（人間の年齢でおよそ60歳）に、抗酸化物質が多く含まれるとされる食物のリストであるORACリストの上位2つの果物、ブルーベリーとイチゴの抽出物を与えたところ、知能検査と運動検査で成績がよくなりました。そして、脳組織を調べると、酸化ストレスと炎症のマーカーのレベルがより低くなっていました。

タフツ大学の別の実験では、臨床的に誘発された形式のアルツハイマー病になった生後4か月のマウスにブルーベリー抽出物を食べさせたところ、中年での記憶検査の成績がアルツハイマー病を持たないマウスと同じぐらいで、また、ブルーベリーを食べなかった認知症のマウスよりはるかによかったのです。

ブルーベリーを食べたアルツハイマー病のマウスの脳には、ブルーベリーを食べなかったマウスの脳と同じ量のプラークによる損傷があったのに、成績がよかったのです。おまけに、ブルーベリーを食べたマウスは学習や記憶の経路の一部となっている分子の活動が増加していました。マウスの脳は何らかの理由で保護されていたのです。マウスにも「認知的予備能」があるのでしょうか。マウスにもアルツハイマー病からの「脱走者」がいるのでしょうか。

タフツ大学のさらに別の研究では、**ブルーベリーは年長のマウスの歯状回での新しいニューロンの生成を増加させる**ことを示しています。歯状回は記憶にかかわる部分で、マウスでも人間でもエクササイズによって影響を受ける海馬にある領域です。このような研究に、ジェームズ・ジョセフは大いに納得して、ブルーベリーのことを**「脳ベリー」**と呼ぶようになり、自分でも大きなカップ1杯のブルーベリーで1日をはじめるようになりました。

動物と栄養について最も有名な研究のひとつは、カリフォルニア大学アーバイン校のカール・コットマンらによるものです。この研究では、果物や野菜、ビタミンをエサに混ぜて与え、エクササイズもさせたビーグル犬は、年をとっても、そのようなよい習慣を持っていなかった犬と比べて、新しい芸を覚えるのがより速かったということを発見しました。**成績が最もよかった犬は、エサを強化するものとしてトマト、ニンジンの細粒、柑橘類の果肉（パルプ）、ホウレンソウのフレーク、ビタミンE、ビタミンCなどの抗酸化物質を与えられていました。**

これは、脳の機能を維持するための食物のよい例です。この研究の執筆責任者であるウィリアム・ミルグラム博士は、「スキャンプス（わんぱく）」という名前の、芸が比較的うまくない犬でも、強化したエサを2年間与えた後は、同じように年をとった他の犬より成績がよかったように思えたといっています。ミルグラムはこういいます。

「この研究で起こったのは、他のグループの犬たちには予想通りの劣化が見られたのに、スキャンプスは同じままだった、ということです」

「ミエリン」が加齢と賢さのカギを握る

現時点で、どの食物または物質が脳によいのかを追究する最も野心的な研究のひとつはボストンで行なわれています。そこでは、マーク・モスが厳密に科学的な方法で、中年のサルの脳の加齢を遅くする方法を解明しようとしています。

前述したように、モスは正常な加齢（記憶喪失から身体バランスの問題まで）の一部は脳の白質が徐々に崩壊する現象にまで遡《さかのぼ》ることができると考えています。白質はニューロンの長い尖った先端を覆う脂肪の外膜で、脳全体で信号を送る役割をしています。もし白質、つまりミエリンが損傷を受けると、信号の伝達速度が下がったり、信号が途中で消失してしまったりします。

50代、60代と年をとるにつれて白質が増えると、より賢くなり、世界の全体像がよりよく見えてきます。でも、ある時点で、ミエリンの修復過程が正常でなくなります。重大な変化が起きる転機がいつなのかは誰もわかりませんが、モスを含む多くの研究者は、中年期のどこかで修復機能が効果的なものから、その機能が衰えはじめる時期へ移行する「過渡期」になると考えています。その時期に飛び込んで、ある種の食物や物質で加齢の過程を遅らせたり、止めたり、修復機能を促進したりすることができるでしょうか。

ボストンにあるモスの事務室で私が最初に彼と話したのは、どの物質が脳にとって最もよいのかを決める複雑な数学モデルを仕上げた生物物理学者のチームを結成したときでした。人間を対象とした研究と同じくサルを対象とした研究でも、動物保護の複雑な規則があって費用がかかり、難しくもあります。ですから、研究を進める前に、モスはどの薬品の実現可能性が最も高いかをこのチームが解明できればいいと考えていました。

当時、そのような薬品のリストに多くの物質が挙がっており、その中にはブドウの種の抽出物などの抗酸化物質、スピルリナやアスピリンなどの炎症抑制剤、さらにはコレステロールのレベルを下げて脳の血管を助けることがあるスタチンも含まれています。

最後にモスと話したとき、「多くの事柄をテストすることについに決めた」と語っていました。このテストでは、サルのあるグループに厳密に注意深く測定された（「たいへん大きなハムスターの車輪」を含む）エクササイズをさせ、血圧と心拍数を監視します。もうひとつのグループには食物ベースの抗酸化物質、おそらくブドウの種の抽出物を与えます。そして、3番目のグループには炎症抑制剤かスタチンを与えます。このテストを3年間（人間でおよそ10年間に相当）続けて、その後、脳をスキャンし、白質がどうなっているか、このような対策を中年ではじめても脳の加齢に大きな違いを起こすことができるかどうかを調べます。研究内容について、モスはこう話してくれました。
「このテストの結果の応用は、たちまち広がると思います。将来は、病院に行くと医者が『ねぇ、ジョーンズさん、腎機能には問題ありませんが、脳の白質にボクセル（体積要素）値が少し低いところがあるようですよ』というようになるでしょう。こういう測定ができる技術がすでにありますし、治療介入もできるようになると思います。ベビーブーム世代（1940年代後半～1960年代前半生まれの）にはノーという答えがなく、何でもやってみるので、治療介入を受ける人も出るでしょう」

動物実験でのデータをもとに、ポーラ・ビックフォードはバランスの取れた食事をしています。スピルリナや魚油を摂取していて、加えて緑茶と、もちろんブルーベリーを含む、自分で特別に調合した薬を飲んでいます。ビックフォードは、この薬は身体の幹細胞を刺激して、年をとってもよりよく修復できると考えています。このような考えのほとんどをあざ笑うマーク・ロスでさえも、少しきまり悪そうに、走る距離を日に8キロほどまでに延ばし、おまけに「ブドウの種のエキスも飲んでますよ」といいました。

たしかに、脳機能を後押しするために一定範囲の化学物質を使うという考え方は、今ではもう反主流の考えではなくなっています。どのような形であれ脳を強化することは、持てる者と持たざる者の格差を広げてしまうだけだと心配する人もいます。というのも、そのような化学物質を入手できる人もいれば、できない人も出てくるからです。それでも、この考えはますます声高に議論されるようになっています。

2009年の終わりに、いつもはまじめなイギリスのニュース誌である、他ならぬ『The Economist』が、認知能力を強化できるある種の薬の使用を支持する半ページの社説を掲載しました。この社説では「そのような薬は多くの利点があると見込まれている」と述べています。たとえば、もし科学者がそのような薬を使って自分たちの集中力を高めるのに役立てて「宇宙の謎を解明できれば、それはますます結構なことではないか」というのです。

「これらの薬からくる不正利益と同調圧力を心配する方々もおられるだろう」と語り、さらにこの記事は続きます。

「しかし、年をとっていく身体をプチ整形で補助するのが自然で、それなのに年をとっていく知能を助けるのにゲーム機の脳トレに制限してしまうのも同様に自然なのだろうか。バイアグラが受け入れられたように、オメガ3脂肪酸や高麗人参《こうらいにんじん》、ビタミン、その他のインチキ療法ができなかったことができる化学物質の到来を社会が大歓迎するのかもしれない。もちろん、カフェインたっぷりのダブル・エスプレッソを禁じようとするなら話は別だが」

たしかに、『The Economist』が加勢にまわる以前にも、別のイギリスの雑誌が脳の後押しを支援していました。一流の科学誌『Nature』は、科学的に考える傾向がある読者にアンケート調査を実施し、1400人の回答者のうち5人に1人が、集中する力や焦点を合わせる力を高めるために、中枢興奮薬のリタリンや覚醒促進剤のモディオダールなどの処方薬をすでに使っていると答えています。このような薬は、注意力欠損やナルコレプシー（睡眠発作）といったさまざまな障害に対して承認されていますが、集中力を高めるために「適応外」として合法的に使うことができます。

「カロリー制限」は脳にいい!?

でも、自分の身体や脳に何かをつけ加えるだけが加齢に対する答えではない、と考える人もいます。現在、「食物と身体の関係」を研究するために、自らをモルモットとして使う最も極端な研究者の1人に、米国国立老化研究所の神経科学研究室長マーク・マットソンがいます。マットソンの考えは何かの摂取量を多くするのではなく、摂取量を非常に少なくするというものです。

過去20年にわたって、マットソンは「消費カロリーの量を極端に制限する」というアイディアを研究しています。カロリー制限は、ミミズなどの蠕虫《ぜんちゅう》やミバエ、マウスなどあらゆる生物の寿命を延ばすという結果が一貫して得られている唯一の介入法です。人間では十分に確実なデータはまだ得られていませんが、マットソンはそのようなデータの発見に役立つような研究をしています。

彼は大学院以来、食物の量を削減しています。1日2000カロリーしか食べませんが、彼によれば、「アメリカ人男性にしては低い」が「それほど低くはない」そうです。ほとんどの場合、彼が食べるのは複合炭水化物と「大量の果物と野菜」です。人のよい50歳の男性であるマットソンは、自分がやっていることを誰もができるわけではありませんが、彼にとっては「うまくいっている」といいます。そこで、「今日の朝ごはんは何でしたか」と彼に尋ねました。

「うーん、実は、今日は食べてないんですよ。いつも食べないんです」と彼は答え、1世紀もの間受け継がれてきた、1日3食きちんと食べるという栄養のアドバイスを一蹴しました。マットソンは低カロリー・ダイエットが自分の寿命を延ばしているかどうかはわからないといいます。これまで、元気で「病気もしない」とのことですが、これはたった1人の例ですから、科学とはほど遠いものではあります。「そうですね」とマットソンは笑いながら、「私の例がひとつだけですからね」とつけ加えました。

事実、人間という生物が何歳まで生きるのか誰にもわかりません。**明らかに、すべての**

動物には何らかの遺伝的プログラムが組み込まれています。そうでなければ、これほどの自然な多様性はないでしょう。ミバエの平均寿命はわずか2か月ですが、ゾウは70年、ヒメコンドルに至っては118年とされています。なぜこんなに違いがあるのでしょうか。ミバエの代謝速度がゾウに比べて速く、人間はその中間だということでしょうか。これはまだ誰にもわかりません。

最近の歴史で私たちが知る限り最も長生きした人間は、フランス人のジャンヌ・ルイーズ・カルマンという女性で1997年に122歳で亡くなりました。彼女は喫煙者で、チョコレートが大好きで、食べ物には必ずオリーブオイルを振り、85歳になってフェンシングをはじめ、100歳まで自転車に乗っていて、110歳までは何でも自分でできていました。もちろん、フランス人女性の常として彼女は生涯、赤ワインのレスベラトロールも少しずつ摂取していました。

今では、マットソンのような科学者の少数派や、激ヤセに熱心な人たちがますます多くなり、自分の寿命が延ばせるかどうかを確かめようとしています。また、食を細く、ごくごく細くして脳の働きを高いレベルのまま保てるかどうかも調べています。

このような考えは1935年からあり、この年、コーネル大学の科学者が、あまり食べなかったラットは長生きしただけでなく、慢性疾患も少なかったということをほとんど偶然に発見しました。それ以来、動物実験が絶え間なく行なわれ、カロリー制限により動物の寿命を最大30パーセント〜40パーセント延ばすことができるという結果が繰り返し示されています。

「カロリー制限」とは、一般的に通常のカロリー摂取量の約30パーセントを減らすことです、糖尿病、アテローム性動脈硬化症などの慢性疾患や、アルツハイマー病、パーキンソン病、脳卒中などの神経変性疾患の遅延または予防効果が見られました。また、新しいニューロンの誕生を促すことができるという証拠があります。

偶然に行なわれたいくつかの実験では、このカロリー制限が人間でもうまくいくと示唆されています。2回の世界大戦中に一部のヨーロッパ諸国で起こった食料不足は心臓病による死者の減少と関連づけられていて、戦争が終わるとその死亡率がまた上がるという現象が見られました。

沖縄の人々は「腹八分」という文化的な信条を実践していて、満腹の80パーセントまで食べ、平均的な日本人より日常的に30パーセント少な目にカロリーを消費しています。そして、沖縄の人は心血管疾患とガンの両方の死亡率が、平均的な日本人全体より35パーセント低かったのです。また、食習慣が西洋化されるまで、100歳まで生きる人が地球上のどこよりもたくさんいました。また、「バイオスフィア」という、外界から完全に切り離された自給自足のドーム型の建物で生活する実験に参加した男女8人は、摂取したカロリーが22パーセント少なかった結果、参加者の体重は平均して17パーセント減り、血圧が下がって糖や脂肪のレベルが低くなり、心臓病の危険因子が著しく減少しました。

学会誌『The Journal of the American Medical Association』に発表された、カロリー制限の研究を評論した最近の記事では、「これらの関連性はカロリー摂取の減少と生存率の増加との因果関係を証明していない」と強調しています。しかし、より楽観的にこうつけ加えています。

「これらのデータは、加齢と慢性疾患の一般的な関連は不可避ではなく、深刻な病的状態や障害の累積的増加を経験することなく長生きできるという考えを支持している」

今では900人の会員を有してその活動を活発に広げている「カロリー制限協会」という団体があります。会員はルッコラ（イタリアの野菜）の重さの正しい測り方を喜んで教えてくれ、会員が最近出版した『The CR Way: Using the Secrets of Caloric Restriction for a Longer Healthier Life（CRウェイ：長く健康に生きるためのカロリー制限の秘密）』という本では、「おいしいデザート・サンドイッチ」というお手軽なレシピが紹介されています。これはパンにカボチャのパイのスパイスを振りかけたものです。

「軽度のストレス」は脳の修復物質を生み出す

ただし、カロリー制限が寿命を延ばす理由は正確には誰にもわかりません。カロリー制限がうまくいくのは、単にエネルギーの燃焼がより少ないためにフリー・ラジカルの生成も少なくなり、その結果、細胞への損傷もより少ないという理由からの可能性もあります。

マットソンは、カロリーを減らすのは他の重要なやり方でも効果があると考えています。彼がいうには、低カロリーの食習慣は身体を軽い飢餓状態にして、その結果、身体に軽いストレスがかかり、さらに、修復の流れが継続的に活性化されるのです。マットソンは次のように語っています。

「これを考えるのに最もよいのは筋細胞にたとえることです。エクササイズはエネルギーの需要が高まるにつれ筋細胞にストレスをかけます。エクササイズ中に大量のフリー・ラジカルが生成されて、細胞をストレスから保護するタンパク質を作る遺伝子に通じるシグナル伝達経路を軽いストレスが活性化します。直観的に、これは筋が通っています」。さらにこう続けています。

「ストレスに反応して筋細胞で増えるタンパク質が、エクササイズをしたり、認知的刺激を受けたり、食習慣とエネルギーの制限をしたりすると、脳でも増えるのです」

マットソンによれば、とくに神経細胞が軽いストレスを受けると、「脳由来神経栄養因子（BDNF）」と呼ばれる魔法の修復物質が生成されるようです。これは、加齢と脳の関係の研究で明らかに現在脚光を浴びている物質のひとつです。マットソンは次のように述べています。

「この10年、このBDNFがニューロンの生存と神経新生の誘因を促進するシナプスの可塑性に重要だということが、たいへん多くの文献に現れてきました」

マットソンの最近の研究では、サルのグループにカロリー30パーセント減の食事を6か月間にわたって与え、パーキンソン病と同様にドーパミン細胞を破壊する毒素を投与しました。その結果、脳を攻撃する同じような毒素を投与し、通常の量の食事を与えたサルのグループに比べてこのグループはドーパミンのレベルがより高くなり、運動機能もよりよくなったことが最初に示されたのです。さらに、このグループのサルは脳にはるかに高いレベルのBDNFがありました。

そのような食餌制限を受けたサルが長生きするかどうかは、まだ確かめられていません。米国国立老化研究所で20年間にわたって行なわれている実験はまだ進行中ですが、初期の結果は将来有望なものです。ただし、このような研究結果が長い目で見ると人間にも本当に当てはまるのかどうかもまだ明らかではありません。動物を対象とした食習慣の実験のほとんどは、一群の実験動物のカロリーを減らすだけでなく、対照群の動物のカロリー摂取を増やしていて、通常その対照群はエクササイズも大幅に減らされています。マットソンは、「食べすぎの人はあまり健康ではないことはわかりますね。ここで疑問なのは、食べすぎでない通常の体重の人にカロリー制限を行なうと、さらに利点が得られるのかということです。これはまだ明らかにされていません。でも、私はある程度の利点はあるだろうと考えています」といいます。

マットソンや他の研究者がカロリー制限の考えを信じるのは、彼らにとって革新的な意味があるからです。食物が欠乏して、細胞がストレスによってこの状態を感じると、太古からの生存メカニズムが発動し、食物がまた豊富になるまで生命体を保護します。このようなメカニズムには、修復の増大だけでなく、生殖機能の一時的な中止が含まれます。（拒食症のような）重大なカロリー制限は、女性での生殖系の機能を停止します。このことについてマットソンは、「もし自分が食べる物がなければ、子どもに与える食べ物もない状態なので生殖できない」と指摘しています。

その上、深刻な栄養不良は死につながることがあります。よい制限が、数々の有害な影響をもたらす悪い制限に変わるのは、どんな場合なのかは誰にもわかっていません。動物に通常の量の50パーセントのエサしか与えないと死に至ります。マットソンは、必要な栄養素をすべて含む限りは、平均的な男性で2000カロリー、平均的な女性で1800カロリーでも身体が害から守られ、それでも細胞の保護を促すのに必要な軽いストレスが発生するだろうと考えています。現時点でマットソンは、この考えは実際に利点があると思われ、次のように語っています。

「カロリーを制限すると成長因子を上方調整する軽いストレスが活性化します。この成長因子は細胞を加齢や病気から守るんです」

これは、抗酸化物質がなぜとても効果があるのかを示している可能性があります。マットソンは、**赤ブドウの皮に含まれているような毒素がこの軽いストレスを発生させ、身体によい修復を促進させている**と考えています。赤ブドウの皮には虫を撃退する働きがありますが、そこからは抗ガン性物質のレスベラトロールが取れるのです。

「グラス1杯の赤ワイン」が脳にいいストレスを与える

それでも、抗酸化物質を山のように食べるだけでは十分でないでしょう。よい影響を得るためには、服用量は莫大になります。たとえば、赤ワインを1日にグラス1万5000杯などです。そのような服用量の問題があるため、サプリメントを使用した実験は人間では一般に成功していないと思われます。

しかし、普通の量の食物からでも毒素の効果によって何らかの助力が得られる可能性もあります。マットソンが考えるには、**レスベラトロールは、1日にグラス1杯のワインであっても、細胞に軽いストレスを与えるには十分です。レスベラトロールに似た毒素は、抗酸化物質であるニンニクやブロッコリーなど他の食物にも含まれています。**そして、そのストレスが、この場合でも、保守システムを促進するのに役立つ可能性があります。

マットソンは、「果物や野菜から得られる利点は、抗酸化物質からくるのではなく、毒素がこの軽いストレスを発生するからでしょう」と述べています。

マットソンは、私たちは最終的にはこの問題を簡単に解決できるだろうと考えています。朝起きて、カロリー制限用のカボチャのパイのスパイスを振りかけたパンをとても楽しみにしている人などほとんどいないでしょう。マットソンや他の研究者は、植物に含まれるさまざまな化学的毒素を分離して、運がよければそのような毒素か生物学的にそれと同等の物質を錠剤に詰め込もうと努力しています。もしそのような錠剤が発見されたら、中年は最も恩恵を受けることができると考えて、こう話しています。

「エクササイズ、認知的刺激、栄養が中年で効果があるという証拠があります」

事実、米国国立老化研究所が後援した2008年7月の研究では、**合成レスベラトロールが中年のマウスで加齢に関連した劣化と機能の衰えを遅らせた**という報告があります。レスベラトロールがマウスの寿命を延ばしてはいませんでしたが、その通常の食習慣にレスベラトロールを加えたマウスは、中年からそのような食習慣をはじめて、レスベラトロールを服用しなかったマウスと比べてコレステロールがより低く、白内障もより少なくなりました。また、身体のバランスや協調もかなりよかったのです。

『Cell Metabolism』誌に発表されたこの研究に反応した研究者たちは、**ブドウやナッツに自然に含まれているレスベラトロールが、カロリー制限と同じ効果のいくつかを誘発したのだろう**ということを示唆しています。私がこの本についての調査を終えたころ、科学者はサルを対象とした似たようなレスベラトロールの研究の結果を待っているところでした。

米国老化研究所のリチャード・J・ホウズは、「研究は、加齢の過程を理解しようとしていますし、治療介入がこの過程に与えられる影響がどれほどかを決めようとしています」と述べ、次のようにも語っています。

「食餌制限は哺乳類で健康に対する利点があるという証拠が十分にありますし、レスベラトロールなどの食餌制限を模倣する可能性がある物質の研究は大いに興味を引いています。レスベラトロールはマウスをはじめ動物のモデルでは有意義な効果を生んでいます。カロリー制限の結果のすべてではないにしてもいくつかは似ています」

それでも、このような物質による影響があるにしても、結局は振り出しに戻ることになるのかもしれません。ビックフォードはこういいます。

「迷信や母親の小言は正しかったんですね。『果物や野菜を食べなさい』という」

このことを問題にしている最も野心的な最近の研究のひとつはコロンビア大学のニコラ

オス・スカーミアスのものです。実際に、**野菜を多く使う、いわゆる「地中海ダイエット」を実践した人は、4年間に軽度の認知的障害を発現させるリスクがより低く、コレステロールや血糖値、全般的な血管の健康のレベルが改善されたり、炎症が減少したりしました。**

これはたしかに筋が通っています。しかし、どのように働くのか正確にはまだわかっていません。『ヘルシーな加工食品はかなりヤバい――本当に安全なのは「自然のままの食品」だ』（青志社）の著者マイケル・ポーランが指摘するように、タイムという香草のような単純なものでも、ターピネオール、アラニン、アネトール、アピゲニン、アスコルビン酸（ビタミンCのこと）、トリプトファン、バニリン酸、セレン、タンニン……というような名前の十数種類の抗酸化物質が含まれていますが、どれが脳に対する特効薬として証明されるのかまではわからないのです。これに関してビックフォードは次のようにいいます。

「ブルーベリーなどのようなものに有効成分として認められるある化学物質が見つかるとは思いません。たくさんの化学物質が協力して効果を生むということを発見するでしょう。むしろ、いくつかの物質の相乗効果でしょう」

また、**何を食べるべきかを探るのと同じぐらい重要なのは、何を食べるべきではないかを知ることです。**この場合でも、たとえばステーキなど特定の食物が脳に悪いという結果が出た研究はほとんどありませんが、ある食事のパターンが肥満や2型糖尿病などの身体に有害な健康状態につながる可能性があることはわかっています。この新しい研究のほとんどは遺伝子間の関係を調べる連鎖解析に基づくもので、因果関係を必ずしも証明していませんが、どのようなことに注目すればよいかを示しています。

糖尿病患者はアルツハイマー病になりやすい

最近の研究では、糖尿病の中でも最も一般的で、しばしば肥満に関連づけられている2型糖尿病は、たとえば認知症のリスクを高めるかもしれないことが明らかになっています。糖尿病の人が必ずアルツハイマー病になるわけではなく、逆にアルツハイマー病の人が必ず糖尿病になるわけでもないので、認知症のリスクを高めるのが糖尿病なのか肥満なのかはまだはっきりしていません。

しかし、近年、多くの大規模な研究で、**2型糖尿病の人はアルツハイマー病を発現する傾向が倍であることが発見されています。**糖尿病による心血管系の問題が脳への血流を詰まらせたり、脳卒中の原因となったりして、その結果、認知症になる可能性があるのです。

アルツハイマー病患者の脳に蓄積されるのと同じ種類のプラークが、2型糖尿病患者のすい臓にも蓄積されます。また、脳でのグルコースの代謝とインスリンの量が異常になるのが有害である可能性もあります。2型糖尿病患者はインスリン耐性がある、つまり、細胞がインスリンをうまく使えないことがある場合が多いのですが、そうすると、すい臓がインスリンを余分に作ってしまい、それが血液に蓄積されて炎症につながり、脳を害するという可能性があります。

スウェーデンのカロリンスカ研究所の研究者が行なった新しい研究のひとつでは、**境界型糖尿病（血糖値は高いが病気ではない状態）の人は、血糖値が正常の人よりもアルツハイマー病が発現する確率が70パーセント高いこと**がわかりました。2005年に『Archives of Neurology』誌に発表されたフィンランドの別の研究でも、中年期の肥満は、糖尿病にかかっていなくても、認知症のリスクを高めることが発見されています。この研究では、無作為に選ばれた1449人の男女が51歳と（21年後の）72歳のときに取った記録を調べた結果、**中年期の肥満は、高血圧と高コレステロールと同じく、認知症のリスクが倍になり、肥満・高血圧・高コレステロールの3つの因子すべてを持っていた人は認知症になる可能性が6倍になっていました。**

ここでも、その理由ははっきりとはわかりませんが、多くの研究で同じような結果が見られるので、中年で肥満状態になっているのは脳にとっては最良ではないようであるとみなされています。

最近の研究のひとつに、コロンビア大学のスコット・スモールによるものがあります。この研究では脳スキャンを使って、グルコースのレベルと記憶に重要な役割がある海馬の小さな領域、歯状回に関係があることを見つけました。スモールは、グルコースの管理されていない急増は脳の歯状回での低血液量に関係していることを発見しました。この影響は、糖尿病には必ずしも見られませんが、中年に達するにつれて見られる通常の加齢過程からきているものです。また、**身体をよく動かして、糖分が高い炭酸飲料やスナックより、果物や野菜を中心に食物を適正に摂ると、血糖値の管理に役立ちます。**

米国ではおよそ2000万人が2型糖尿病にかかっています。この人数は過去20年で倍になり、肥満が増加する速度が上がってきているので、この数は上がり続けることが予想されています。また、世界的に見ても糖尿病患者は増えつつあり、過去20年で3000万人から2億3000万人になっています。

さらに、肥満率も高いままの状態です。米国疾病対策センターによると、2008年、米国の20歳以上の成人の34パーセントが肥満状態でした。現在、アルツハイマー病は65歳すぎでは10人に1人、85歳すぎではおよそ半分の人に影響を与えています。約450万のアメリカ人がアルツハイマー病で、その介護にかかる費用は年間1000億ドルです。患者数も今後ますます増えると予想され、おそらく2050年までには1130万人から1600万人に達するだろうといわれています。

しかし、認知症に関するこのような予測には、肥満からくる糖尿病が増加する可能性が含まれていません。このことは、「認知症の破壊的な悪化を回避して老年になっても認知機能を高いレベルに保つために、今の中年が何をすればよいのか」ということを語るときに多くの警告を含んでいます。それは、肥満の現状の増加傾向がこのまま続くと、栄養学のある研究者がいうように、（せっかくの研究結果や警告が）「すべて水の泡になって」しまうということなのです。

11

脳に効く最高のトレーニング

▼脳が最適に働く回路の鍛え方

トレーニングによって脳機能は回復するのか？

年をとるにつれて、私たちのほとんどは、たとえ認知症の初期段階であっても、なじみのあるものは認識できます。ある単語を見て、その後、同じ単語をもう一度見たら、「あっ！」といいますよね。

しかし、もっと掘り下げると、中年のいつからか、記憶の一部がおぼろげになってくることがあります。何か、または誰かに出くわしたのは確かですが、どうやって、またはいつ出くわしたのかを思い出せなくなります。

これがパーティーでよくある「あの感覚」です。誰かは知っているのに、どこで会った人なのかがわからないのです。娘のサッカーのコーチだったかしら。教会で会った人かな。公園で犬を連れていた人だったかも。

これは記憶の課題ですが、この場合も、脳の機能の全体に依存する、状況を伴った記憶です。脳の適切な部分を興奮させて、必要ならば、さらに強い脳力を働かせてあれやこれやと気を散らす誘惑に抵抗し、何をどうやって見たのか、あるいは聞いたのかを思い出します。

記憶自体がひとつのものではなく多くの部分から成り立っていて、ある部分は年をとってもそれほど衰えないということが明らかになると同時に、この数年にわたって、多少の助力によって修復できるのかという疑問が生じています。エクササイズや食物は役立つかもしれません。しかし、脳の最も弱い領域に焦点を絞って、トレーニングによって力を回復させられるのでしょうか。

考えてみると、それはかなり奇妙なことです。中年でも脳が正常で健康であれば、フェニックスに住んでいる兄がいることや、昔、カリフォルニアに住んでいたことは忘れません。**自分についての基本的な詳細は忘れることがないのです。**高齢になっても語彙は増えていくので、新しく獲得した知識でも記憶に残るということを証明しています。また、**「あぁ、この単語は前に見たことがある」といった基本的な認識や、「あの人を知っているような気がする」といった親近感に優れています。**親近感とは一種の認識記憶で、あまりに根深いのでしばしば感情と取り違えられることがあります。

他の種類の記憶も風化しないけれども、出来事の記憶（あることがいつどのようにして起きたか）はだんだんかすんでいきます。パンを買っただろうか。台所のコンロの火を消しただろうか。

しばしば「エピソード記憶」と呼ばれるこの種の記憶は、他の種類の記憶ほど無意識的ではありません。さらなる努力が必要です。物語の筋を順序よく覚えるように、点と点を結んで意味づけなければなりません。これにはより精密で広範囲な神経機構が関係し、さまざまな理由で、年をとるにつれて脳が立ち往生するようになります。

中年になると、脳は外界に起こる困難をうまく切り抜けていきますが、あちこちにあるいくつかのニューロンは年を感じるようになります。では、このように道を外したわがままな脳細胞を元に戻してやることはできるのでしょうか。

脳のより多くの部分を使うコツ

うまくいくにはコツがあります。基本的な記憶機能を全般的に改善するのを目的とした方法がたくさんあります。さまざまな研究で、**状況を詳しく追加するとよい**ことが示されています。たとえば、ある単語を覚えようとしている場合は、その単語が抽象的か具体的かを考えてみます。また、顔を覚えようとする場合は、目に見える特徴、たとえば、おでこが広いとか鼻が少し曲がっているということに集中します。このように**情報を追加すると、より多くの領域がより活性化され、つながりも多くなって、後で記憶を呼び起こしやすくなります。**

単に想像するだけでも効果があります。ある興味深い研究で、神経科学者のデニーズ・パークとその同僚のリンダ・リウは、**特定の時間に血糖値を確認することを覚えようとする年長者は、自分がその行動をしている姿を思い浮かべると、よりよく記憶できることを発見しました。**毎朝3分間、自分が血糖値を調べている姿を思い浮かべた人は、実際にその行為を練習するなど別の方法をとった人に比べて、その日の後の時間で実際にその行為をする確率が50パーセント高かったのです。思い浮かべることで、覚えておきたいことについての強い「神経的足跡」（パークはこう呼んでいます）が生成されます。

パークは、年をとるにつれて、想像を用いるのは記憶するために効果的だと考えています。というのは、この場合も、想像することは記憶のより原始的な部分である自動的な記憶に頼るからですが、自動的な記憶は年をとってもすぐには衰えません。

そうだとして、脳を長い間、調子よく保ちたいと本当に思っているのなら、その働きを根本から変える必要があるでしょう。ごく少数の人は70代でも80代でも脳に問題がありませんが（おそらく遺伝的なものでしょう）、私たちのほとんどは問題があるので、後押しも含めて脳が若いころの状態やより効率のよいパターンに戻るように促す必要があります。

「脳の両側」を使うにはどうすればよいのか？

トロント大学の研究室では、ニコル・アンダーソンがこのような促進を調べています。年をとるにつれて脳がいかに最適に働くかについての最新の知見を使って、アンダーソンは脳の片側だけでなく両側を使って（両側性の訓練をして）能力を後押しする方法を教えています。

脳の両側を使うように適応してその使い方を学んだ人、また必要に応じて強力な前頭葉をより効果的に呼び出す人は、認知的に元気なままでいられる、ということが明らかになっています。しかし、このような方法は教えることができるのかという疑問が残ります。それに、中年やそれ以降の人にこのような方法を教えても、残りの人生でずっと使えるようになるのでしょうか。

アンダーソンは、両方の疑問に対する答えはイエスであることを確信していて、それを証明するためにさまざまな研究をしています。この研究で、アンダーソンが行なう実験はこういうものです。

コンピュータの画面に「apple」という単語が一瞬表示され、その後、消えます。1分後、「apple」という単語がまた表示されます。ここで被験者に、「その単語を前に見ましたか?」と質問をします。答えは簡単ですね。次に、コンピュータから「apple」という単語の発音が聞こえてきます。その後、無作為に「lamp」、「pen」、「dog」という単語が聞こえてきます。そして、「apple」という単語がまた聞こえてきます。ここで、「その単語を前に聞きましたか?」と質問をします。これも簡単ですね。さて、ここからは少し難しくなります。「apple」という単語が画面上に一瞬表示されるか、スピーカーからこの単語の発音が聞こえてきます。その後、無関係な単語の長いリストが画面上に表示されるか、そのような単語の発音がスピーカーから聞こえてきます。そして、「apple」がまた聞こえてきます。ここで、もう一度質問です。「今聞いた『apple』を前に聞きましたか? それとも、この単語を見ましたか?」。被験者への指示は、「apple」という単語が前と同じ形式（画面上かスピーカーからか）だったらボタンを押すというものです。ここで、被験者は混乱します。「apple」という単語が出てきたのはわかります。でも、どういうふうに? 聞いたんでしたっけ? 見たんでしたっけ? さっぱりわからなくなってしまうのです。

　来る日も来る日も、男女がトロント大学のアンダーソンの研究室に列をなして入り、コンピュータの前に座って、「apple」、「bucket」、「lamp」などいろいろな単語を聞いたのか、見たのかを思い出そうとしています。アンダーソンと話したとき、この実験はとくにエピソード記憶を目標として、何かをその状況を含めて記憶する能力を調べている、という説明を受けました。「apple」はどのような形で出てきたのか、見たのか、聞いたのか。

この実験でよい成績を得るには、**前頭皮質という最も優秀な脳の領域を利用することが必要です。**若いころは、「apple」という単語がどのような形で出てきたかとか、パーティーにいた男の人とどうやって知り合ったのかなどの複雑な状況情報を処理するのに、前頭葉の片側だけを使っていました。それが、年をとるにつれて、私たちの中でも最も優秀で才能のある人たちが、この処理をするのに両側を呼び出すようになります。この人たちの脳はパワーが増すのです。仕事をきっちり終わらせるのに脳を両側化してよりパワーを使います。賢い脳は必要に応じて無意識に適応します。

アンダーソンは、成人のグループにそのような調整をするべく訓練しました。今も進行中の研究の一環として、参加者の脳は訓練の前後にスキャンされます。アンダーソンが確かめたかったのは、**はじめは脳の両側を使わなかった人が、課題の成績が上がるにつれて、両側を使うことを学ぶかどうか**です。必要に応じてより多くの部分を使うように脳に教えることができるのでしょうか。

明らかに、これはクロスワードパズル以上の効果があったのです。むしろ、アンダーソンが説明するように、そのように大規模な脳の再建の目的は陰に潜んだ過程で、その過程を訓練することにあります。アンダーソンはいいます。

「課題の成績が上がるにつれて、脳のより多くの部分を使うようになり、両側化のパターンを誘発できると考えています。この場合、私たちは何か違うものを利用しようとしているのです。年をとった脳を訓練して、必要に応じて両側を使えるようにしようとしています。最も適切で強力なメカニズムである両側性を使わせているんです」

年をとると失われやすい「集中力」と「注意力」を維持するには

「脳トレ」として市販されているもののほとんどは、ゲームの効果が実社会に現れることがまったく証明されていないのが大きな問題です。脳トレのゲームがうまくなっても、たとえば、用事の途中でなぜその店に立ち寄ったのかを思い出すのに必ずしも役立ちません。

コロンビア大学医学部の神経科学者ヤーコフ・スターンがいうように、研究者は今では、人間の行動に幅広く応用できる、加齢に立ち向かう人を助ける介入を発見しようとしています。54歳のスターンは中年真っただ中です。彼の事務室の外の廊下には黒いファイル・キャビネットが並び、彼が監督している多くの研究からのデータが保管されています。

スターンは仕事で頻繁に出張したり、講演会で話したり、学生を教えたりしていますが、空き時間には娘に運転を教えています。私たちの多くが人生の半ばでそうであるように、彼もあらゆる方面で活発に活動しています。しかし、このような活動を表面上は簡単にこなしているようでも、自分の脳にもっと助けが必要なことを認めて、こう話しています。

「今は、電子手帳をいつも頼りにしなければなりません。以前は何でも簡単に覚えられたのにね。そう、今ではすっかり難しくなっています。恥ずかしいですよ。先日、ある話を学生に偉そうに話していたんですが、1週間前に同じ話をしていたと指摘されてしまいました」

スターンはこのことを笑っていましたが、実は真剣に取り組んでいます。彼の家系はアルツハイマー病の人が何世代も続いていて、彼はこの病気と闘う方法を見つけようと決意しました。とくに、正常な加齢と認知症の脳への攻撃を和らげる確実な技術を開発したいと思っていました。スターンや他の多くの研究者はそのような緩衝、つまり脳の予備能は遺伝子が運よくそのようにできていれば生まれつき現れることがありますが、脳を柔軟で強く保つための要因から人生を通じて発現させることもできると考えています。その要因には教育や複雑な余暇活動、仕事、また脳の集中のために開発されたテレビゲームがあります。

もしより強い脳を作れるようになれば、少なくとも深刻な知的衰えを数年遅らせることができるのではないかという希望があります。統計では、たとえば、アルツハイマー病の発現を5年間でも遅らせることができれば、アルツハイマー病にかかっていた人が別の理由で亡くなるので、悲惨な認知症で何年も苦しむ人が少なくなるだろうとされています。

スターンが行なっているテレビゲームの研究で、彼は脳の予備能を後押しする方法、その予備能を維持する方法を見つけようとしています。それは、ある能力を完璧にするだけでなく、全般的な脳の働きや、思考の整理を改善することを意味します。そのような整理はしばしば「実行機能」と呼ばれますが、単なる記憶以上のことで、この場合も精鋭の前頭皮質の特徴です。

この整理能力こそが、スターンのテレビゲームによって磨かれる能力です。というのは、このゲームはプレーヤーに同時にいくつものことを行なわせ（マルチタスク）、ゲームの状況内で焦点を移すことを強いるからです。多くの研究では、たとえばテニスの試合に対する優れた運動能力を改善したいと思うなら、特定の技能に集中するのが最適ですが、試合全体の状況内でのみに集中するのがよく、それは集中力と協調のテストとなります。

スターンが説明するように、テニスのコーチは、「よし、今日は試合をするが、フォアハンドに集中してみよう」ということがあります。そのような訓練がうまくいくのはわかっていますが、このテレビゲームでは、強調する点を途中で移すことで、プレーヤーは注意、集中力、協調の訓練になります。そして、プレーヤーは現実離れした状況ではなく、現実の状況でこのような技能を完璧に習得しているのです。スターンは、「注意と集中力が必要な二重の課題です。こういう能力が失われることがあるんですね」と語っています。

スターンは年をとった脳にそのような集中力を維持するように教えようとしています。さらに、もし必要であれば、集中力を取り戻す方法も教えられたらよいと思っています。その方法とは、彼が考えるところでは、**脳がより効率よく働くように教えること、最も強力で集中力を高める前頭皮質をより簡単に利用できるように教えること**です。スターンらの研究では、予備能が高いレベルで維持されている多くの人は、他の人よりも加齢や病気から少なからず守られて、脳をまさにそうなるべく使っているようです。このことについて、スターンは次のように述べています。

「これはベンツのような高級車とフォルクスワーゲンのような大衆車の違いみたいなものですね。フォルクスワーゲンで発進しようとするとアクセルを強く踏まなければなりません。高速道路に入ると、古いフォルクスワーゲンなら時速100キロほどで目いっぱいになってしまいます。でも、ベンツならアクセルをそれほど強く踏まなくても発進しますし、楽に風を切って走ります。**認知的予備能を持つ人はベンツのようで、この人たちの脳はより効率がいいんです。そして、これはIQの問題だけではないんです。持って生まれたものでもありません。いろいろなところからくるんでしょう**」

ここでの疑問は、このような能力を強化する特別な方法を見つけることができるのか、ということです。スターンらが、たいていの人にとってこの能力を強化しはじめなくてはならない時期だと考えている「中年」という時期に、フォルクスワーゲンのような普通の脳を持っていてもベンツのような強力な脳に変化させることができるのでしょうか。それもテレビゲームを使って。また、盛りを少しすぎたベンツのような脳を、高速道路をビュンビュン走るがごとく素晴らしい働きをする状態に戻せるのでしょうか。

スターンはつけ加えて、「その方法を発見する唯一の道は、長期にわたって慎重に研究して、脳をより強くするのに何で刺激すればいいのかを理解すること、何が本当に効果があるのか、どのような仕組みで効果が出るのかを見つけることです」といいます。

脳が改善される「訓練システム」

年をとっても脳を順調に動かすことについて考えるとき、少しやっかいなことがあります。それは、私たちはすでに刺激に囲まれて生きていることです。生活や仕事で、同時に複数の課題を解決しなければならない複雑な世界に囲まれ、テレビが四六時中がなり立てるニュースや、経済危機も心配の種です。すでにたいへん豊かな刺激を受けているのです。そんな日常生活のせわしなさをぶち壊す追加の訓練プログラムを発見すると、脳によりよい習慣づけをできるようになるのでしょうか。

マイケル・マーゼニックは、新しい脳トレの独自のシステムを開発し、この脳トレの考えを先導する提唱者の1人です。マーゼニックはワシントンD.C.で行なわれた認知科学者の最近の学会で、参加者たちに向かって顔を紅潮させながら声高に主張しました。

「この訓練を受ければ誰でも脳が改善されます。誰でもです！」

現在、カリフォルニア大学サンフランシスコ校の名誉教授であるマーゼニックの存在を軽く考えてはいけません。彼は神経可塑性のパイオニアの1人であり、多くの場合、時代を先取りしてきました。彼は、ほぼ30年前、損傷を受けたサルの脳がどのように再構築されるかを明らかにしました。権威ある全米科学アカデミーの会員であり、音を使って失読症患者の助けになるシステムを発明しました。マーゼニックは50の特許を持っています。そして彼は、研究対象を「年をとった脳」に移しました。一生懸命にやれば、年をとった脳でも訓練をしてより効率よく動く脳にできると主張しています。

数年前、マーゼニックは「Posit Science」（訳注：意味は「仮定科学」）という会社を設立し、通常は損失を経験する脳領域を単に適応させるだけでなく、何年か前の状態に押し戻すことができるシステムを開発しました。脳の時計を戻すことができると彼は考えたのです。

中年期には、脳は外界の出来事を簡単に処理することを学んでいます。そして、誰でも年をとってもそのレベルを保てるようにとの希望を持っています。マーゼニックはそれが可能だと考える1人で、こんなことを話してくれました。

「方策と補償はよいのですが、ただ誤りを正すだけではだめだと思うんですよ。現状で見えている不足、年をとるにつれて見えてくる悲観的な変化に行き詰まりを感じる必要はありません。そのような不足や変化は修正できます」

マーゼニックほど説得力を持つ研究者からであっても、そのような決定的な表明には懐疑的になる人もいるでしょう。しかし、彼にはその表明を裏づける証拠がありました。

2007年、南カリフォルニア大学のエリザベス・ゼリンスキーは「ブレイン・フィットネス」という、マーゼニックが開発したコンピュータを使った訓練システムの最初の公式な研究の結果を発表しました。この研究は、公式には2009年に発表され、このような証拠を得るための究極の判断基準となる無作為化、二重盲検（訳注：被験者にも観察者にも試験の目的を伏せておく方法）という手法の一種によるものでした。そして、この研究で、マーゼニックの集中脳トレーニングに効果が見られるという結果が出たのです。

実験はメイヨー・クリニック、復員軍人援護局病院など全米各地の施設で行なわれ、まず500人の成人が2つのグループに分けられました。ひとつのグループはブレイン・フィットネスの訓練を1日1時間、8週間にわたって受けました。この訓練では、参加者はヘッドホンをかけてコンピュータの前に座り、脳を微調整するように設定された一連の練習問題を行ないました。訓練は大部分が聴覚にかかわるもので、たとえば「mat（マット）」、「pat（パット）」、「cat（キャット）」というような似た発音の単語を区別する課題、あるいは

「ヒュー」という音が高くなっていくか低くなっていくかを判断する課題でした。もうひとつのグループは対照群で、同じ時間を教育的なDVDを見てすごしました。研究自体はポジット・サイエンス社（マーゼニックが設立した）の資金を得ていましたが、その会社から金銭的報酬を受けていた研究者はいませんでした。

結果としては、コンピュータの訓練を受けていた参加者のほうが標準的な知能検査の成績がよかったのです。10歳若い人と同じほどの成績でした。そして、DVDを見ていただけの人は成績が向上しませんでした。

この数年、携帯型ゲーム機やコンピュータで遊べるさまざまな種類の脳トレがゲームソフト市場をにぎわしています。この分野の市場規模は、2002年には200万ドルだったのが、2007年には8000万ドルにまで膨れ上がりました。しかし、市販されているゲームが具体的に脳によい効果を与えているという証拠はほとんどありません。

ブレイン・フィットネスの訓練により、市販のゲーム・プログラムの中にテストされたものが少なくとも存在することになります。ゼリンスキーは、「はじめのうちは私自身も疑っていたんです。ゲームが脳に役立つとは本当に信じられませんでした。でも最終的には、私が思っていたよりもずっとよい結果が出ました」といいます。

集中力は、脳への明瞭な信号によって高まる

ブレイン・フィットネスは、鍵となるいくつかの脳機能の活性化を目標としています。その最初の目標は「忠実度」、つまり脳に最初に入る信号の明瞭度です。理論によると、似た音をよりよく区別できるように学習すると、年をとった脳は若いころに持っていた、集中するときに使っていた鋭いパターンに強制的に戻されるということです。

この研究の主執筆者だったゼリンスキーは、「この理論の背景は、脳の可塑性には裏の面があり、年をとるにつれて注意を払ったり焦点を合わせたりできなくなる、という考えです」といいました。

マーゼニックの考えによれば、**脳は年をとるにつれて脳に入る情報がぼやけるようになります。**もちろん加齢による問題があるにしても、実際の聴覚のレベルではなく、耳から脳内の聴覚領域に至る経路についてです。入ってくる信号に「雑音が多い」場合、脳に保管され複製される情報にも雑音が多くなって雑然としてきて、役に立たなくなります。その一方、はじめから情報や信号を鋭敏にしておけば、脳の集中力を保つことができ、記憶力もより長持ちします。

さらに、**信号がはっきりしているほど、脳をよりよく刺激して正しい種類の脳化学物質**

の分泌が促進されます。この化学物質には神経調節物質であるドーパミン、ノルアドレナリン、アセチルコリンなどがあり、学習したり記憶を整理したりするのに役立ちます。しかし、これらの物質は年をとるにつれて分泌が減る傾向にあり、ゼリンスキーは次のようにいいます。

「自分でもこの訓練をやってみましたが、本当にとても難しいんですよ。この訓練には無理やり引き込まれてしまうんです。注意を向けざるをえません。でも、あきらめて焦点を背けるほど難しくはありません。この方法は脳を本当に無理やり一生懸命に働かせるようにするんですね」

それでも、脳をそのように無理やり働かせるのをいつからはじめればよいのかは、はっきりしていません。たしかに、脳に起こることはどんな年齢でも重要です。私たちがまだ子宮にいるときでさえもそうです。たとえば、50歳でこの神経の訓練をはじめたとして、85歳になっても自分で靴ひもを結べるほどしっかりしていられるのに、さらに脳を働かせることは本当に人生に役立つのでしょうか。研究者のほとんどは、このような訓練をはじめるのに中年が最も適していると考えていますが、まだ証明まではされてはいません。ゼリンスキーも、「いつやりはじめればいいかという問題があるかもしれませんね。まだわかりませんが」といいます。

マーゼニックは、脳がよりよい習慣を取り入れたり、その習慣を取り入れるように後押ししたりするのは「現実的な目標」だと主張する1人で、あまり高齢になる前に方法に取り組むべきだと確信を得ています。マーゼニックは次のように述べています。

「**中年期では、入ってくる情報を操作するのがかなり上手です。**脳の処理速度は20歳のころよりは落ちているでしょうけど、情報操作の経験はそのころよりも20年分、30年分も多いので、脳はかなり効率よく処理できるんです。中年期には、そのような経験が衰えに勝ち、脳は自分にとってかなりうまく働いているんですね。とくに、よい脳を持っているのが重要な条件である仕事に就いているのなら、脳をそのレベルで働かせ続けたいと思うでしょう。ある年齢を境に、いくら経験があっても脳の損失に勝てなくなる転機がきます。ほとんどの人にとって、その転機はおそらく70代のいつかでしょう。しかし、それを改善して、できればその転機がくるタイミングを延ばしたり緩やかにしたりしたいと考えています」

ただ、そのような転機のタイミングを変えるには、念入りに作り込んだ訓練や、その目的に向けた勤勉さが必要でしょう。年をとるにつれ、人生で起こる出来事を予測可能なパターンに当てはめる傾向になり、マーゼニックがいうように、脳の活動も「自動操縦」になってしまいます。そのため、マーゼニックは次のようにいいます。

「同じことを何度も何度も繰り返していては、転機を変えられません。年をとるにつれ、行動がますます型通りになり、限定されてきます。ふだん私たちは、脳の働きを高いレベルに向けて磨きをかけたり、そのレベルを維持したりするように意識して集中的に努力していないんです。それは新しい情報を得るというだけの問題ではありません。新しい情報を得ること自体には何も問題はありませんが、それだけでは不十分です」

脳を怠けさせないようにするには、それぞれの脳機能に合わせた訓練が必要になるでしょう。たとえば、ジムに行って、ある日はふくらはぎの筋肉を鍛え、翌日は三頭筋を鍛えるようなものです。というのは、マーゼニックがいうように、脳には「これぞという特効薬がなく」、「1回の数独パズル」では十分でないからです。

年をとっていく脳は数々の観点から対処しなければなりません。**自ら意識的に注意を払うようにしむけなければなりません。**マーゼニックの説明では、**「子どものころ何かに夢中になったような」度合いで集中しなければならず、マンネリから抜け出す必要があります。**マーゼニックはこうもいいます。

「脳細胞の発達と、その使い方に直接関係があるということを理解しておかなければなりません。脳にプラスの変化をもたらすことができるという考えが浸透するにつれ、力が湧いてきますね」

「難しい課題」が脳に効く

それでも、現状ではどんな脳トレのプログラムも、研究室の外で、実生活の中で効果があると証明するのはきわめて難しいのです。しかしマーゼニックのゲーム・システムの研究では、実は、このような効果は本当にあるというヒントを発見しています。

訓練を終えた人は、「実生活で電話番号や人の名前の覚えがよくなったのに気づいた」といいました。そして、教育的なDVDを見ていただけの人からはそのように改善したとの報告はありませんでした。また、訓練を受けた人は血中にある有益な成長因子のレベルがより高かったという結果が出ています。

今では少なくとも脳の訓練をはじめる、あるいは訓練をしようと考えはじめるのをよしとするのに十分な知見があります。ゼリンスキーは、厳しい道であっても今すぐ一歩踏み出すべきだと強く考えており、こういいます。

「クロスワードパズルだけではだめです。すでに知っている単語を探すことがほとんどですからね。**脳に難しい課題を与えることが必要です。**何か難しいことでなければなりません。でも、難しすぎて集中できなくなるほどではないのがちょうどいいんです。安全地帯から外へ出る必要があります」

ある小規模の研究では、ピアノの練習をした60歳のグループは、6か月後に知能検査の成績が上がったという結果が見られました。ゼリンスキーは、そのように小規模で「かわいらしい」研究は、確たる証拠とみなされないことをためらいなく認めています。怠けているニューロンを目覚めさせるのにソナタや（実験室で）シューという音を何回聞いたらいいのかはまだわかりません。また、そのような音を聞くのに特定の順序があるのか、最終的には本当に違いが出るのかもわかりません。

それでも、そういった努力はするに越したことはないでしょう。私たちの多くは記憶に問題があったとしても、必ずしも認知症へ向かっているわけではありません。しかし、**認知症は症状が現れるだいぶ前から脳内ではじまっている**ので、認知症でないことはどうすれば確かめられるのでしょうか。ゼリンスキーは、「そのような診断ができるようになるのは30年先のことでしょう」と指摘しており、最悪の事態に備えて、今から対策をはじめるのがいいでしょう。

社交的で陽気であることは脳にいい

「人生を楽しくすごす」というのも脳のために効果があります。気分というものも脳にとって驚くほど重要だからです。

数多くの研究で、文句があまり多くなく、寂しさをあまり感じず、結婚に満足している人、また一人身であれば、他人との交わりが多く、ペットのビーグル犬とのかかわりがある人は、心臓疾患やアルツハイマー病を発現するリスクがより低く、精神的に機敏なままである確率がより高く、長生きする可能性も高いということがわかりました。

イギリスで行なわれた最近のある研究では、近所の飲み屋にひょっこり立ち寄ることが多い中年の人は、家にいることが多い近所の住人よりも認知能力が高いことがわかりました。「気分」と「脳」と「健康」がつながっているという考えは、長年、「卵が先かニワトリが先か」という古典的な問題を含んできたというのは確かです。幸せで、楽観的で、飲み屋をはしごするような人は元々そのような気分ですごしている特別な人で、たとえば、高血圧の薬を決められた時間にきちんと飲んでいるとか、健康によいとされるニンジンを食べているとか、おそらく健康に気を遣って何らかの対策を取っている可能性が高いというのは至極もっともです。また、より社交的な人は単に全般的に健康で、不機嫌になるような隠れた病気がゆっくりと進んでいたりしないという可能性もあります。

しかし、最近はより微密な研究が増えて、このような疑問によりよく答えてくれています。これらの研究はまさしく比較研究で、ひとつのグループにはたとえば合唱隊に参加するというように特定の活動をさせ、もうひとつのグループには家にいてもらうというものです。

その後、2つのグループを厳密につき合わせて比較しています。性別、肥満度、喫煙の有無、教育のレベルなど、結果に影響する可能性がある要因を取り除くようにして、これらの研究は今では決まって同じことを報告しています。それは、結果が証明しにくい初期の研究で発見された、**社交的で陽気であることは身体的にも精神的にもいい**、ということです。

たとえば、ジョンズ・ホプキンス大学の研究者が行なったある最近の研究によると、メリーランド州ボルチモアで（全米退職者協会が募っている）「エクスペリエンス・コー（経験者部隊）」という団体を通じて、**学生の家庭教師のボランティアをした男女は、ボランティア活動に参加していない対照群の人に比べて記憶が衰える速度がより遅かったのです。**

そして、それは実験群と対照群の両方が似たような認知レベルからはじめた場合の結果でした。また、ボランティアは家でテレビを見る時間が大幅に減り、身体的にもより強くなったと感じると報告しています。さらに、ボランティアのおかげで学生も学校の成績が上がったといいます。

最近かなり盛んになってきた「社交的であるのが脳にいい」という結果が出ている研究の中でも私が個人的に気に入っているのは、マイアミ大学医学部の研究者が最近行なったものです。この研究では、マイアミのリトル・ハバナ地区の一部に住む年長の住民1万6000人に対して、建築が脳をどのように改善するかを調べました。この研究の結果、**道に面したバルコニーがあり、近所の人とのおしゃべりができるようになっている家やアパートに住んでいる人は、そのような建築の恩恵にあずかっていない人よりも認知機能が高いこと**が明らかになりました。

また、自己イメージも重要です。エール大学の心理学者ベッカ・レヴィーの研究によると、**年長者の記憶は加齢についての肯定的な単語を見るだけで改善することが発見されました。**この研究では単語が一瞬だけ提示されますが、消えるのが速すぎて読めないくらいであっても、ある程度の効果がありました。「衰え」「もうろく」「老いぼれ」「認知症」「混乱した」などの否定的な単語を最初に見ると、記憶検査の成績が悪かった一方、**「賢い」「用心深い」「賢明な」「教養ある」など加齢について肯定的な単語が最初に提示されると、記憶が大幅に改善されたのです。**

同じように、ノースカロライナ州立大学の心理学者トーマス・ヘスは、**態度が自己実現**

的であることを見つけました。この研究によると、年をとることについて何か否定的なこと、たとえば、「この実験は加齢が学習や記憶に与える影響についてだ」ということを最初に年長者に告げておくと、記憶検査の成績が悪くなりました。しかし、**何か肯定的なこと、たとえば、年をとっても記憶の衰えはあまりなかったということを最初に告げておくと、成績が改善されたのです。**人間の競争本能に迫った最近の別の研究でも、中年以降の人は、「年長者ではなく若者との比較で検査されている」と告げると知能検査の成績がよかったという結果が見られました。

自己イメージ、豊富な社交性、元気いっぱいの気分が脳にどのような影響があるかは正確にはわかっていないところもありますが、参考になる、そして興味深いヒントは少なくありません。その候補のひとつにストレスがあります。社交的相互作用(他の人とのかかわりがストレスを緩和できるなら(それはもちろん友だちを注意深く選ばなければならないという意味ですが)、脳にとって効果があります。弱まることのないストレス、とくに、ストレスによって誘発されるコルチゾールが持続的に分泌されていると、記憶が蓄えられている海馬のニューロンを壊します。また、うつ病も海馬の大きさの減少に関連しています。

私たちの脳は最初から協力するようにできていて、協力すればよりよく働くかもしれないということを示す証拠が次々に現れています。米国国立神経疾患・脳卒中研究所の脳スキャンの研究では、**参加者がもらったお金を自分でとっておくのではなく分け合うことを選択すると、脳の報酬中枢が活性化しました。**この中枢は性行為、チョコレート・ケーキ、コカインで活発になるドーパミンを分泌する領域です。

鏡よ、鏡、脳内の鏡よ

また、「ミラー・ニューロン」というものがあります。この数年、神経科学者は、**他人の喜びや痛みを認識して感じるのを助けるために主に存在していると考えられる、まったく新しい種類の脳細胞の「ミラー・ニューロン」を発見しています。**このようなミラー・ニューロンは、私たちが人とつながろうとする衝動の、神経生物学的な最も強い土台のひとつになっている可能性があります。そして、ミラー・ニューロンは誰とつながるかについて、ある程度注意深くしなければならないもうひとつの理由です。**ミラー・ニューロンは感情を伝染させるからです。**

ミラー・ニューロンの発見物語も実に興味深いものです。約20年前、イタリアの神経科学者のチームは、研究用のサルに電極をつけたままで昼食に出かけてしまいました。チームが戻って部屋に入って行きながら、研究者の1人がアイスクリームのコーンを口元に持っていきました。すると、ベルが鳴り、光が発せられました。これはサルが何かを食べるのに手を口に持っていくという行為に相当する脳の領域が活性化したことを示します。サルはアイスクリームのコーンを食べていたわけではないのに、脳内では食べていたのです。

その驚くべき発見にはじまり、ミラー・ニューロンの研究は爆発的に増えました。いまでは、ミラー・ニューロンは脳のあちこちにある袋状の箇所に散在していて、他人の動機や行動を理解するのを助けるものだと考えられています。**ミラー・ニューロンこそが、映画の登場人物がガールフレンドにふられたときの心の痛み、誘拐され頭に銃を突きつけられた被害者の恐怖を私たちに「感じ」させるのです。**

カリフォルニア大学ロサンゼルス校の神経学者マルコ・イアコボーニは、「映画スターが映画の中でキスをしているのを見ると興奮する脳細胞は、自分が恋人とキスするときに興奮する細胞と同じである」といい、その著書『ミラーニューロンの発見―「物まね細胞」が明かす驚きの脳科学』（早川書房）で次のようなことも述べています。

「誰かが苦しんでいたり痛みを感じていたりしているのを見ると、ミラー・ニューロンの助けでその人の顔の表情を読み取って、他人の苦しみや痛みを実際に感じるようになる。この瞬間が共感や、おそらく道徳性（生物学的に深く根差した道徳性）の基礎となるものである」

「人づきあい」という名のエクササイズ

そして、**他人といっしょにいることが脳のデンドライト（樹状突起）の調子を整えるのに役立つ**という証拠がますます増えています。人との交流は難しくて複雑で、脳に負担がかかります。テキサス州ダラスの神経科学者デニーズ・パークは、「人は他人とつき合うことがいかに難しく複雑な課題であるかを忘れがちです」といいます。そしてこうも。「新しい人と知り合うだけでも多くのことが要求されます。名前と顔を覚えるだけでなく、名前を顔に結びつけなければなりません。また、新しく知り合った人は経歴を話すでしょう。そして、自分自身についてのことをその人に話すでしょう。翌日、その人にまた会ったとき、このような情報をすべて思い出さなければなりません。社会的関与、とくに持続的な関与は認知的にたいへんな努力が必要です」

パークと話したとき、彼女はこのことをさらにテストする新しい研究の準備段階を終えたところでした。この研究では、社会的に隔離された中年以降の成人が、センターに来てデジタル写真術やキルト作りを学習します。このような新しい技能を学習することは個人的に役立ちますが、恩恵の大部分は人とのつき合いから生まれることをパークは期待しています。研究の初期段階の後、パークは参加者の脳をスキャンして、キルト作りや写真術のような複雑な課題に関連した領域で脳体積が増えているかどうかと同時に、社会的関与の影響も確かめようとしました。

先述したように、脳は年をとるにつれて注意散漫になりがちになり、気が散るようになります。パークは、脳がうわの空になる「デフォルト・モード」に陥らないようにするための方法を見つける必要があるといいます。パークもまた、脳を若いころの習慣に戻して、その状態を保持させなければならないと考えています。単に社会的関与だけでもデフォルト・モードを避けるのに役立つという可能性があります。友人とおしゃべりをするというような一見単純な行動でも、脳が白昼夢に入る傾向から遠ざけ、焦点を調整する強力な前頭領域を活性化するかもしれません。

今ではパークや他の多くの研究者は、デフォルト・モードの脳を活性化させる方法を見つけることが必要で、また見つけられると考えられています。それは、脳に必要に応じて部隊、つまり前頭葉を呼び出すように教えることです。

しかし、努力はしているものの、科学は何でも研究できるわけではないことも忘れてはいけません。私たちは脳にとってよいことをすでにいろいろと実行していることは疑いありませんが、十分に評価していない、つまり注目に値すると考えていないのです。

先述の、ワシントンD.C.での脳科学の学会の後、私はデニーズ・パークとローラ・カーステンセンの2人の科学者と夕食をともにし、タクシーに同乗しました。車内で、カーステンセンはこんな笑い話をしてくれました。

それは、おもしろグッズの店で買った、卵を産むアヒルのおもちゃを2歳の孫にプレゼントしたときの話でした。まずどのように遊ぶかを見せました。アヒルをグイッと押すと卵がお尻から出てくるのですが、孫は意味がわかりませんでした。小さすぎてその面白さがまだわからなかったのです。実際、彼女がいうには、この子は「怖がって」しまいました。カーステンセンは孫を喜ばせようとしたのに、完全に尻ごみすることになってしまったのです。

馬鹿っぽい話で、まあ、3人ともワインをひっかけていたせいもあってか、みんなで大笑いしていました。カーステンセンが話を続けて、私たちがその話に笑っていると、年季の入った防寒帽から白髪がのぞいている年配のタクシー運転手が私たちのほうに振り向いて、にっこりしながらこういいました。

「ねぇ、お客さんたち、みなさんは人生の秘訣をご存じですね。**笑うことですよ。**笑えば年をとることなんか忘れちゃいますね」

タクシー運転手の格言はもちろん使い古されたありふれたものです。しかし、中年で何かについて知ることがあるならば、それは世界中のこのような決まり文句が本当だと理解することです。

エピローグ

真の年齢とは、この先何年生きられるか

新しく価値が見直され、進化し続ける、計り知れない能力を持つ「中年脳」はどう磨けばいいのか、ということを最後にあらためてまとめておきます。

まず、中年にはデータによる実際の数字が大きな味方になります。地球の誕生以来、常に子どもの数は大人より多くなっていました。人口ピラミッドは基礎の部分に若者の大きな層があり、上にいくにしたがって先細りになり、年長者の数が次第に減っていく形になっていました。しかし、この形はすでに変わっています。全世界で5億人を超える人口が65歳以上です。また、2030年までには、地球上の8人に1人は中年以上になります。史上はじめて、おそらく今後の人類史でもはじめて、65歳を超える人口が5歳未満の人口より多くなります。

あまり驚くことではありませんが、この人口形態の変化を大いに案じている人がかなりたくさんいます。そして、社会保障制度の資金が枯渇するという問題だけではありません。すでに、どんな惑星でも年をとった人間で埋め尽くされていると、惑星が危機に陥り、た

だでさえ悪化の一途をたどりはじめている脳であふれてしまうだろうと考えている人もいます。でも、その危機が回避できるとしたらどうなるでしょうか。速歩きをして、血圧を下げ、脳卒中を避ければ、私たちの多くは、元気で調子よく生きていけるでしょう。今の**中年脳は20年前の似た境遇の中年脳に比べると、すでにかなりよくなっているという証拠が次々に現れています。教育水準が高まり、富が増えるにつれ、このよい傾向が引き続き上向きになる可能性は、もはや「努力次第」というレベル以上になっているのです。**

しかし、よい知らせによって「幸福ホルモン」といわれるエンドルフィンの分泌を促進させる前に、ここで立ち止まって考える必要があります。

問題の半分を解決しても、隠れたワナがあります。想像してみてください。住民が全員60代、70代、80代、いやそれ以上の惑星を。心臓は元気で、骨は頑丈、脳の働きも真っ盛りです。このような状況で、私たちはいったい何をするでしょうか。

身体も脳もしっかりしていても、メキシコのリゾート地で「ハンモック」に揺られてのんびりすることに満足する人もいるかもしれません。でも、私たちのほとんどは、何か有意義なことをやりたいと思うでしょう。スタンフォード大学のローラ・カーステンセンがずばり指摘するように、年をとってもみんな働きたいと思っているのです。しかし、実際はそれほどうまくいってはいません。コンサルティング会社のマッキンゼー・アンド・カンパニーが行なった2007年の調査によると、1940年代後半〜1960年代前半生まれのベビーブーム世代のおよそ半数が65歳をすぎても働きたいと思っているものの、調査したグループの中で現在引退している人のわずか13パーセントしか実際に65歳まで働いていなかったのです。それどころか、40パーセントはまだ働きたいという希望があるのに退職させられていました。給料を最後に受け取った平均年齢は59歳でした。

年齢差別はたしかに存在しています。研究者であるジョアンナ・レイヒーは、ボストン（マサチューセッツ州）とセント・ピーターズバーグ（フロリダ州）の企業に4000通の履歴書を送付しましたが、若い求職者のほうが50歳すぎの求職者より40パーセントも多く面接に呼ばれる可能性が高いことを発見しました。

寿命は十数年延び、興味深い研究結果によってついに発見された新しい方法で、脳の寿命も延ばすことができるようになりました。それなのに、私たちは年をとってよりよくなった人生や脳をどうすればよいのか、一瞬たりとも考えたことがありません。

私たちには人生の新しい設計図が必要です。おそらく、いたって単純な農業中心の19世紀の社会ではうまくいっていたことでも、人口構成的に変化している21世紀の現実には必ずしも最適ではありません。世界を、現在の平均寿命に照らし合わせて意味のあるものになるように見直して、子育ての時間をより柔軟に取れるようにし、働ける年齢のはじめから中間の時間を柔軟にし、人生の後のほうにくる働かない時間を少なくしなければならないのです。

ローラ・カーステンセンとスタンフォード大学で昼食をともにしたとき、次のように述べていました。

「30年も長生きできるようになったのに、その30年を全部終わりのほうに持ってくるのはとてもがっかりです。アメリカ人に何が最も大きな問題かと問えば、その答えは『時間』でしょう。働くのは好きですが、家族とすごす時間も大切です。すべてのことをやるように、人生の進路を作ってしまったのです。でも、その進路はそうでなければならないということはないんです。いくつになっても新しいことを学べるように、すべての職業で（大学教授のような）長期間の有給休暇制度が必要です。家庭を持ったら、実働週3日制か4日制にする方法を考える必要があります。人生もそのころになると、みんな時間をもっと柔軟に使える仕事をする必要が出てきます。65歳でもお払い箱になる必要はありません」

素晴らしい考えだと思いますが、これは単なる希望的観測にすぎないのでしょうか。いいえ、必ずしもそうではありません。長生きするようになっても、子どもが少ないと、場所によってはすでに現実となっていますが、経済のサイクルが予測がつかないほど変動しているなか、深刻な労働力不足に直面します。そのような傾向が続くと、経済の基本原理に駆り立てられて、世界が変わらざるをえなくなります。

世界のいくつかの場所では、この考えがすでに十分に理解されはじめています。たしかに、動きはほんのわずかですが。この状況を心配した一部の国では、**年長の労働者が労働市場に残り、若い労働者がその技能を学べるよう手助けする仕組みを構築しています。**たとえばフィンランドは、他の多くのヨーロッパ諸国と同じように出生率が低く、人口の高齢化が急激に進んでおり、定年を引き上げています。また、フィンランドの一部の企業は熟練工プログラムを設けて、60歳すぎの労働者が若い労働者を訓練しています。年長の社員は、既成概念とは反対に、若い社員より費用がかからないことが多いのですが、それは年長の社員は病欠が少なく、訓練が安くつくからです。

そして、米国の企業にもやっと腰を上げて変化に取り組むところが出てきています。しばらく前、大手ホームセンターのチェーンや大手書店チェーンは、退職した人を意図的に雇いはじめ、柔軟な労働時間やパート・タイムといった恩恵を与えました。場合によっては就業場所を季節で分けて、夏は涼しい地域で、冬は暖かい地域で働くこともできるのです。

別の企業は、年長者が実際に仕事をしている様子を録画して、年長者が退職しても仕事の知識が会社に残るようにしてはどうかと考えています。原子力発電所を運営しているあるエネルギー企業は、最近、年長の社員が持っている「知識の危機度」を特定するように管理職に要請しました。これは、ほんのわずかでも失われる恐れがある知識を、手遅れになる前に年長者が若い社員に伝えることができるようにとのことからです。

私たちは、年齢に関して奇妙に矛盾した世界に住んでいます。60歳で定年をすぎたら道を空けるようにと命じます。教師として、医師として、法律家として仕事をするには年をとりすぎているといいます。でも、ほぼ間違いなく過酷な仕事である米国の大統領の選挙に72歳で出馬した人がいました。68歳で米国の下院議長だった、孫を持つ女性もいました。いったい、年をとりすぎているというのはどういうことなのでしょうか。身体的、脳細胞的にピークをすぎるのはいつごろでしょうか。

スタンフォード大学の経済学者ジョン・B・ショーヴェンは最近、このピークに達した時期を計算するまったく新しい方法を考案しました。私たちはみな元気で長生きするという事実を考慮して、**真の年齢とは生後何年経ったかではなく、この先何年生きられるかだ**と彼は主張します。この方法で、彼は私たちの人生が描く従来型の曲線を再構成して、若いころの期間を長く設定し、続いて中年と老年を短く設定しました。**1年以内に亡くなるリスクが1パーセント未満であれば若いと判断することができ、1年以内に亡くなる確率が4パーセントになるまで年をとったとは判断されないということです。**

中年は、この素晴らしいシステムによると、死亡のリスクが1～4の期間で定義されます。２０００年に実施された米国の国勢調査のデータをショーヴェンが分析した結果では、中年は男性では58歳、女性では63歳からはじまります。そして、彼の解釈によると、**男性は正式には73歳までは老人にならず、女性では中年の終わりは78歳です。**

このメッセージを温かく迎えるとすれば、年をとった脳が経験する雪崩のような変化は、災難ではありません。この星が、**驚くほど有能な成人の脳の惑星に変わっていくこと**なのです。ですから、あなたが現在、中年ならば、まだ時間があり、まだ十分機能している成人の脳を持っているうちに、多少の準備をして、加齢に対するちょっとした反乱の火をつけたくなるでしょう。

それをはじめる最もよい方法は、結局、中年脳にそれなりの尊敬の念を払うことです。より広い中年観を持つ時期がきたのです。私たちが頭の中にまだ持っているものに正当な評価を与え、十分に活用するときがきました。

私たちはみな経験あることがどれほどよいのかについて話しますが、**いろいろな経験は膝に溜まるのではなく、脳に貯まるのです。**膝は一生ものではなく、必要であれば人工関節と交換することもできますが、脳は一生もので、交換は不可能です。また、脳は静粛にして頭の中に隠れていながら、私たちが外界について知る必要があることを教えてくれるような、豊かなつながりを生成するのにとても忙しくしているのです。

中年になるころには、脳は注意深く構成された無数の連鎖と経路を持ち、そのおかげで私たちは気が利くようになり、落ち着きが出て、賢くなり、幸せを感じるようになります。

このようなつながりによって、まだ幼児のころでさえも、自分の環境にある暗に示されたパターンを認識できるようになり、善悪や敵味方の区別について、健全な決断ができるようになります。中年までには、脳は複雑な状況や複雑な人間関係をほとんど自動操縦の車に乗っているように切り抜けられるようになります。

「中年脳」は、最新型の電話会議機能つき携帯電話やシステム手帳の割引価格は実はまったく安くないことや、自分の娘が最近つき合っている変わり者のボーイフレンドとは、結局は別れるだろうから今は慌てることはないといったことがわかります。また、話しても無駄なときには口をつぐんでいるのが得策なこと、そして、事態を変えるにはいつ口を開けばよいかということも知っています。

62歳でライターの仕事をしているある女性は最近、このことを簡潔にまとめています。わずか数年前と比べても、細かいことを以前より覚えておくことができなくなったといいます。

「今、人種間関係についての600ページの本を読んでいます。とてもいい本なんですが、数年前なら本を読みながらその内容や本に出てきた日付なんかが簡単に頭に入ってきていました。でも、今はそうではなくなりました。私の頭はまるでふるいのように事実がポロポロこぼれ落ちていくんです。でも、家庭内でも仕事上でも、何をしたらいいか、何をいったらいいかがわからないといった、**人生の問題にはほとんどぶち当たらなくなったことは確かです。**ほとんどどんな危機でも対処できると感じています。もしそれが『中年脳』のおかげというのなら、事実は忘れても解決策には不自由しないんですから、いい取引をしたと思いますね」

この本を書くにあたっての調査を終えたころ、中年脳が実際にうまく働いたという、これ以上劇的なものはないと思われる例がありました。それは、57歳（当時）のパイロットであるチェズレイ・サレンバーガーが、USエアウェイズ社のジェット機をニューヨークのハドソン川に不時着水させた航空事故です。ニューヨークのラガーディア空港を離陸直後、カナダガンの群れがこの飛行機の左右両方のエンジンに飛び込んだため、両エンジンとも停止してしまいました。この白髪のパイロットは、長年かけて脳に築き上げて確立したパターンや神経のつながりをすべて呼び出しました（そのパターンやつながりには、運がいいことに、彼が職業としてグライダーを操縦していた経験も含まれています）。そして、彼は人口が密集している地域を避け、凍った川に飛行機を着水すると決断したのです。非常に制御された着水によって、このジェット機はほぼ無傷で、乗客155人は全員無事でした。この一件は「ハドソン川の奇跡」としても知られています。

この例では、パイロットだけでなく、この機の乗務員が全員中年（社内的には「シニア」と呼ばれていました）で、また、船の向きを変えて救助に急行したタグボートやフェリーボートの船長たちも中年でした。中年のパイロット、中年の乗務員たち、中年の船長たち……みんな、正しいことを自然と行なっていたのです。このような際立った例は、たとえ一時的であっても、落ち着いて有能な年長者の脳に対して、ときどきは人々に真価を幅広く認めてもらうにはたいへん意味のあるものです。

この事故を扱ったある新聞記事には、「パイロットは不時着水を落ち着いてこなし、大惨事を回避し、飛行機から避難するときも、川の真ん中だったにもかかわらず落ち着いていた」と記されています。航空安全の調査員は、死者が1人もいなかった理由のひとつとして、乗務員が全員年長者だったからとの結論を出し、これは「経験がものをいったあかし」であるとしています。

成人の脳を軌道に乗せていくために、やるべきことはたくさんあります。もちろん、その脳力がすべての物事を解決する力になるといっているわけではありません。少し調整する覚悟もしておかなければならないでしょう。衰えている中年脳に正面からぶつかる日もくるでしょう。それに、私も過度に明るい中年像を描きたかったわけではありません。

ここで最後に、中年脳の話で私のお気に入りを紹介しましょう。つい先ごろ、教養にあふれ、たいへん有能な中年脳の持ち主である旧友は、帰宅途中にバラを買おうと花屋に立ち寄りました。「すごくきれいだったんですよ」と、友人は私にこう話してくれました。

「家に帰って、リビングに置いてあった花瓶に挿したの」

この話には続きがあります。友人は数時間後、ニューヨークの中心街にある小さなアパートの寝室で忙しくしていると、「あら、いい匂いだわ。何かしら」と思ったそうです。誰かがどこかに香水でも振ったのかと。そこで、リビングに入っていくと、突然、自分がまったく馬鹿げていたことに気づきました。テーブルの上には花瓶に挿したバラがあったのです……茎が長く美しいバラの花が。

「バラを買ったことさえ覚えてなかったんですよ」と彼女は笑いながらいいました。

え？　それはいい話じゃないだろう、ですって？　でも、ちょっと待ってくださいよ。ここは、賢明な扁桃体を働かせて、大局的で肯定的で楽観的な視点から考えてみましょう。

結局、「中年脳」のおかげで、友人は茎が長く美しいバラの、ほのかで素敵な香りを1度ならず2度も楽しむことができたんですよ。

参考文献――もっと深く知るために

『老いて賢くなる脳』　エルコノン・ゴールドバーグ著、藤井留美訳（日本放送出版協会）
『パッセージ――人生の危機』　ゲール・シーヒィ著、深沢道子訳（プレジデント社）
『ライフサイクルの心理学』　ダニエル・レビンソン著、南博訳（講談社）
『いくつになっても脳は若返る』
ジーン・コーエン著、野田一夫監修、村田裕之・竹林正子訳（ダイヤモンド社）
『100歳の美しい脳――アルツハイマー病解明に手をさしのべた修道女たち』
デヴィッド・スノウドン著、藤井留美訳（DHC）
『「脳」を変える「心」』　シャロン・ペグリー著、茂木健一郎訳（バジリコ）
『ヘルシーな加工食品はかなりヤバい――本当に安全なのは「自然のままの食品」だ』
マイケル・ポーラン著、高井由紀子訳（青志社）
『ミラーニューロンの発見――「物まね細胞」が明かす驚きの脳科学』
マルコ・イアコボーニ著、塩原通緒訳（早川書房）

＊和訳が出版されているもののみ、本書初出順

監修・解説

池谷裕二（いけがや　ゆうじ）

1970（昭和45）年静岡県生まれ。脳研究者。東京大学薬学部教授。薬学博士。神経科学および薬理学を専門とし、海馬や大脳皮質の可塑性を研究。また、最新の脳科学の知見を出し惜しみせず、かつわかりやすく伝える著書は多くのファンを得ており、ベストセラー多数。著書（共著を含む）に、『海馬』『脳はなにかと言い訳する』（新潮社）、『進化しすぎた脳』『単純な脳、複雑な「私」』（講談社）、『のうだま』『のうだま2』（幻冬舎）、『脳には妙なクセがある』（扶桑社）、『パパは脳研究者』（クレヨンハウス）ほか多数。

バーバラ・ストローチ

『ニューヨーク・タイムズ』の科学・健康・医療系記事の副編集長（出版当時。後に科学系記事の編集デスク）。米国カリフォルニア大学バークレー校（英文学専攻）卒業後、新聞記者として長年のキャリアを持つ。扱う範囲はスペースシャトルのミッションから警官の誤射事件まで幅広く、ニューヨークの地下鉄事故の記事はピューリッツァー賞を受賞した（1992年）。本書は健康・医療系報道の経験も生かして、一般読者に科学をわかりやすく伝えるという著者の仕事における使命の延長線上にある。2015年没。著書に、『子どもの脳はこんなにたいへん！』（早川書房）他がある。

浅野義輝（あさの　よしてる）

東京都生まれ。国際基督教大学卒業、米・インディアナ大学大学院修士課程（言語学）修了、米・コロラド大学大学院博士課程（言語学）中退。バベル翻訳大学院翻訳修士取得。大学卒業後、翻訳会社で制作を担当する傍ら、技術文書などの翻訳を請け負ったことをきっかけに翻訳の世界へ。ソフトウェアのローカリゼーション、システムテスターなどを経て、現在は米国の計測器メーカーのシニア常駐技術翻訳者。大学院で認知科学を学び、コロラド大学の認知科学研究所より認知科学関連コースの履修証明書を受ける。日本認知科学会会員。アメリカ翻訳者協会認定翻訳者、日本翻訳協会公認翻訳専門職資格など保有。米国在住。

年《とし》をとるほど賢《かしこ》くなる「脳《のう》」の習慣《しゅうかん》

2017年12月10日　初版発行

著　者　バーバラ・ストローチ
監修者　池谷裕二
訳　者　浅野義輝
発行者　吉田啓二

発行所　株式会社日本実業出版社　東京都新宿区市谷本村町3-29　〒162-0845
大阪市北区西天満6-8-1　〒530-0047
編集部　☎03-3268-5651
営業部　☎03-3268-5161　振　替　00170-1-25349
http://www.njg.co.jp/

印刷／堀内印刷　製本／若林製本

この本の内容についてのお問合せは、書面かFAX（03-3268-0832）にてお願い致します。
落丁・乱丁本は、送料小社負担にて、お取り替え致します。

ISBN 978-4-534-05530-9　Printed in JAPAN